E. LESACHER & M.-A.-A. MARESCHAL

NOUVELLE BOTANIQUE
MÉDICALE

COMPRENANT LES PLANTES DES JARDINS ET DES CHAMPS
SUSCEPTIBLES D'ÊTRE EMPLOYÉES DANS L'ART DE GUÉRIR,
DE LEURS VERTUS ET DE LEURS DANGERS, D'APRÈS LES ANCIENS AUTEURS
ET LES AUTEURS MODERNES,

AVEC PLANCHES

dessinées et peintes d'après nature, puis chromo-lithographiées,

PAR

M.-A.-A. MARESCHAL

Planches entièrement inédites.

TOME QUATRIÈME

PARIS

LIBRAIRIE R. SIMON,
9, quai Voltaire, 9

—

1883.

NOUVELLE BOTANIQUE

MÉDICALE.

E. LESACHER & M.-A.-A. MARESCHAL

NOUVELLE BOTANIQUE

MÉDICALE

COMPRENANT LES PLANTES DES JARDINS ET DES CHAMPS
SUSCEPTIBLES D'ÊTRE EMPLOYÉES DANS L'ART DE GUÉRIR,
DE LEURS VERTUS ET DE LEURS DANGERS, D'APRÈS LES ANCIENS AUTEURS
ET LES AUTEURS MODERNES,

AVEC PLANCHES

dessinées et peintes d'après nature, puis chromo-lithographiées,

PAR

M.-A.-A. MARESCHAL

———

Planches entièrement inédites.

———

TOME QUATRIÈME.

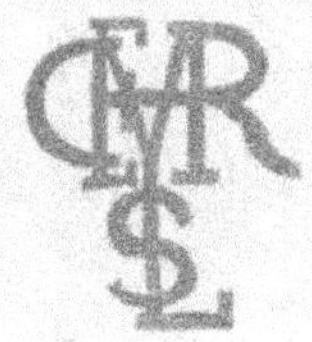

PARIS
LIBRAIRIE R. SIMON
9, quai Voltaire, 9

—

1883.

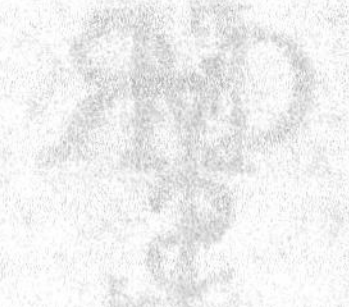

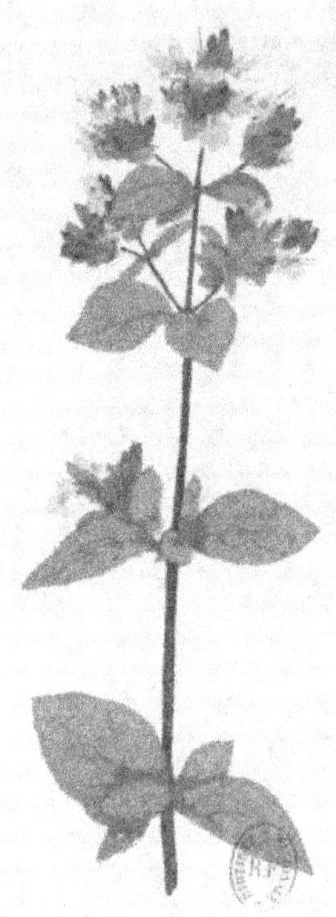

ORIGAN.

ORIGANUM VULGARE.

ORIGAN.

ORIGANUM VULGARE.

Famille des Labiées.

Etym. : Du grec Oros (montagne), Ganos (joie), de ce que cette
plante se plait sur les montagnes.

Syn. vulg. : Grand-Origan, Marjolaine sauvage, Grande Marjolaine bâtarde, Grande-Marjolaine sauvage, Marjolaine d'Angleterre, Pied-de-lit, Origan commun.

Plante vivace, herbacée, à souche traçante, haute de
50 à 60 cent. environ. Tige dressée, raide, rameuse
supérieurement, pubescente ou velue, souvent rougeâtre. Feuilles opposées, pétiolées, ovales, pubescentes surtout en dessous et aux bords. Fleurs petites,

roses, plus rarement blanches, disposées en petits capitules au sommet de pédoncules opposés et alternes le long et en haut de la tige, et dont l'ensemble forme une panicule serrée. Calice tubuleux campanulé à 5 dents presque égales. Corolle tubuleuse, grêle, bilabiée. Étamines 4, divergentes, les inférieures un peu plus longues que la lèvre supérieure de la corolle. Akènes 4, ovoïdes subglobuleux.

L'ORIGAN croît dans les clairières et sur les lisières des bois, dans les pâturages secs, les haies et buissons, où il fleurit de juillet à septembre. Son odeur est aromatique, analogue à celle du Serpolet ; sa saveur est chaude, amère, un peu âcre. C'est un stimulant stomachique, expectorant, qui convient dans la débilité d'estomac, dans les catarrhes chroniques et l'asthme humide.

On prépare avec les sommités fleuries de l'ORIGAN, préalablement desséchées, une infusion fortifiante. La dose est de 1 ou 2 pincées pour un litre d'eau édulcoré avec du sucre ou du sirop. « Cette boisson, dit *Roques*, est un excellent sudorifique à la suite des courbatures gagnées dans une partie de chasse ou de pêche, pourvu qu'il n'existe aucun symptôme d'inflammation viscérale. » Mais c'est surtout en applications extérieures que l'on tire de l'ORIGAN les meilleurs partis. On fait bouillir 30 gr. environ de sommités fleuries dans un litre de vin pur, et l'on obtient ainsi un vin aromatique excellent pour frictions, fomentations. Pour en faire des cataplasmes résolutifs, on prend la plante tout entière, que l'on jette à sec dans une poêle mise sur le feu ; on la grille ainsi quelques instants, et on l'applique, le plus chaudement possible, sur les régions douloureuses. C'est un remède fréquemment employé dans les campagnes.

L'huile volatile d'ORIGAN serait excellente pour calmer les douleurs de dents.

On se sert encore des sommités fleuries de l'ORIGAN pour teindre certaines étoffes en rouge-brun. Mêlée à la bière, cette plante lui donne une saveur aromatique, elle la rend plus enivrante et l'empêche de s'acidifier. Quelques personnes se servent de ses feuilles en infusion théiforme. Dans certaines contrées, on les emploie comme assaisonnement.

On cultive dans les jardins une autre espèce d'ORIGAN, connu sous le nom de MARJOLAINE. C'est l'*Origan majorana*, de *Linnée* ; le *Majorana vulgaris*, de *Bauhin* ; l'*Amaracus vulgatior*, de *Lobel*.

La MARJOLAINE exhale une odeur agréable, pénétrante : sa saveur est chaude et aromatique. Elle contient une matière extractive et de l'huile volatile. Suivant *Proust*, elle donne à l'analyse du véritable camphre.

Les anciens lui attribuaient des propriétés merveilleuses contre certaines maladies, que la pratique n'a pas justifiées ; « mais, dit *Roques*, on doit la mettre au nombre des aromates indigènes les plus agréables : elle se recommande d'ailleurs par l'action tonique qu'elle exerce sur tout le canal alimentaire. On l'associe à quelques autres plantes odorantes pour la préparation des sachets nervins, des fumigations aromatiques et des poudres sternutatoires. »

La MARJOLAINE est accueillie dans la cuisine comme un assaisonnement agréable pour certains aliments, et les confiseurs font des dragées fines avec ses semences.

On pense que notre MARJOLAINE était l'*Amaracus* (ou *Sampsucus*) de *Théophraste*, de *Dioscoride* et de *Pline*. On lui a donné, d'après la fable, le nom d'un jeune homme nommé *Amaracus*, parfumeur de Cynara, roi de Chypre.

Dans le langage symbolique des fleurs, un brin de MARJOLAINE signifie *toujours heureux*.

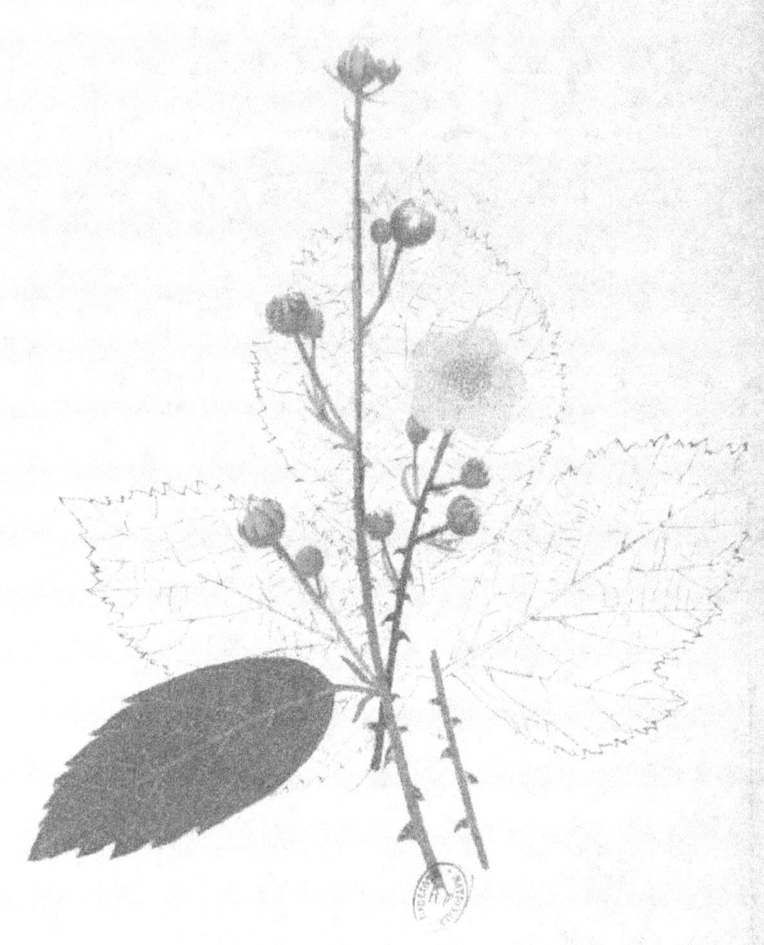

RONCE.

RUBUS FRUTICOSUS.

RONCE.

RUBUS FRUTICOSUS.

Famille des Rosacées.

Etym.: De Ruben (rouge), allusion à la couleur des fruits du
framboisier, qui est une espèce. (*A. Bossu.*)

Syn. vulg.: Ronce-des-haies, Ronce commune, Ronce-de-
Saint-François, Roumi, Mûrier sauvage, Meuron, Mûre-à-
pous, Mûre-de-haie, Mûre-de-Renard, Mûre sauvage, Muron,
Catins-Meurons.

Sous-arbrisseau à tiges très-longues, sarmenteuses,
tombantes, couchées ou dressées, arquées dans leur
partie supérieure, anguleuses, munies d'aiguillons

robustes ou grêles, crochus ou droits. Feuilles à 5-7 folioles, les supérieures à 3-5 folioles dont la face inférieure est pubescente ou tomenteuse. Fleurs rosées ou blanches, à 5 pétales étalés, et 5 divisions calicinales étalées ou réfractées après la floraison, disposées en grappes terminales lâches. Fruit d'une saveur douce, subglobuleux, glabre, noir, luisant, composé de carpelles nombreux de grosseur presque égale, peu adhérents au réceptacle.

La Ronce abonde dans les haies, les bois et les buissons, où elle fleurit de juin à septembre.

Les feuilles et les tiges tendres de la Ronce sont douées de propriétés astringentes. Elles fournissent des tisanes très-rafraîchissantes et des gargarismes excellents.

Les tisanes de Ronce se préparent par infusion et réussissent dans les diarrhées chroniques. On met bouillir une poignée de feuilles de Ronce dans un litre d'eau. Les gargarismes obligent à la décoction. Il ne faut pas simplement faire infuser, on doit faire bouillir. La dose est la même, du reste. Mais quand le liquide a bouilli près d'une demi-heure, il se trouve réduit de plus d'un quart ; on le passe, on le sucre avec une ou deux cuillerées de miel rosat, et l'on obtient ainsi un excellent médicament contre les irritations du gosier ou maux de gorge. *(J. Massé.)*

Les fruits de la RONCE ont une saveur douce, acidulée, assez agréable. Ils font le délice des enfants dans les campagnes, et plus d'un botaniste altéré par la fatigue et la chaleur, a rencontré avec plaisir les grappes chargées de fruits noirs et luisants de cet arbrisseau.

On fait avec les mures du vin, de l'eau-de-vie, du sirop et des confitures. On les emploie, dans les contrées du Midi, à colorer les vins blancs.

Les feuilles teignent avec alun en gris jaunâtre clair; avec sulfate de fer, en gris de cendre. La décoction de feuilles fraîches teint en jaune, sans mélange de vert, la laine traitée par le sel d'étain. Les fruits teignent la laine en améthyste foncée; la laine alunée en rouge de carmin.

Le jus desséché est employé en peinture.

Le papier coloré avec ce jus sert en chimie comme réactif.

Enfin les nombreuses branches de la RONCE servent à chauffer le four.

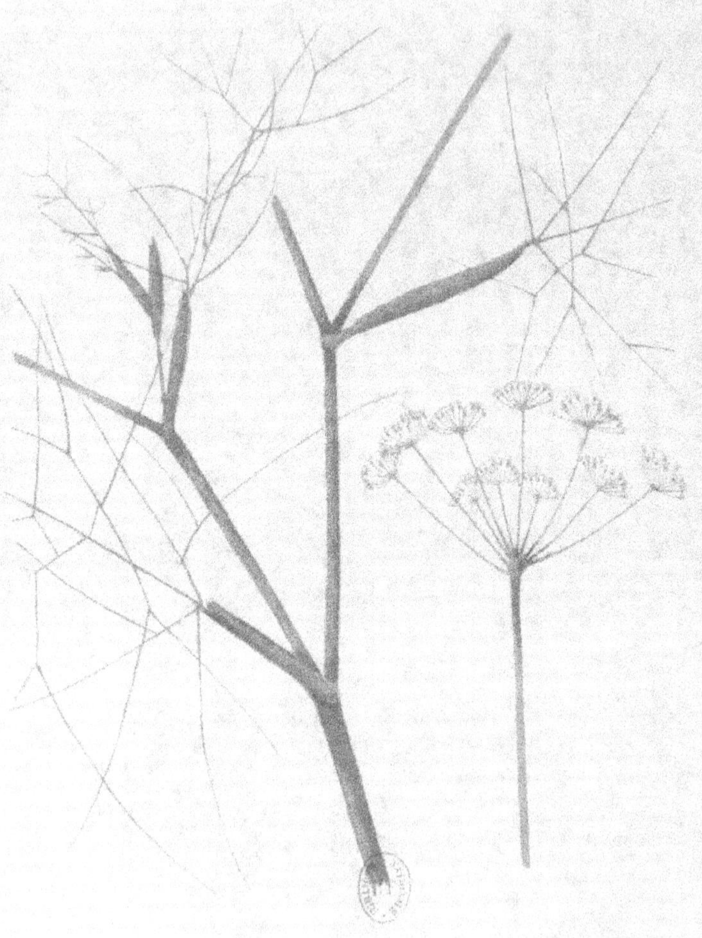

FENOUIL.

FŒNICULUM OFFICINALE.

FENOUIL.

FŒNICULUM OFFICINALE.

Famille des Ombellifères.

Etym.: Du latin FŒNICULUM, diminutif de FŒNUM, proprement
Petit-Foin. (*Littré.*)

Syn. vulg.: Anis doux, Aneth doux, Aneth-Fenouil, Anis-de-
France, Anis-de-Paris, Fenouil commun, Fenouil-des-Vignes,
Fenouil-de-Florence, Fenouil-de-Malte, Fenouil doux.

Plante vivace de 1 à 2 mètres de hauteur. Racine
épaisse, fusiforme, blanchâtre, émettant ordinairement
plusieurs tiges. Tiges robustes, dressées, fistuleuses,
rameuses surtout supérieurement, glaucescentes.

Feuilles décomposées en segments linéaires-filiformes très-allongées ; les supérieures à partie engaînante plus longue que la partie qui porte les segments. Fleurs jaunes, petites, en ombelles terminales à nombreux rayons inégaux, dénuées d'involucre et d'involucelles. Corolle à 5 pétales entiers, arrondis, roulés et repliés en dessus. Etamines 5, plus longues que les pétales ; 2 styles courts. Fruits allongés et striés.

Le FENOUIL est originaire de l'Europe méridionale. Il croît en Italie et dans les terrains pierreux du Midi de la France ; on le cultive dans les jardins, les vignes, où il fleurit de juillet à septembre. La racine de FENOUIL se récolte en septembre ; elle est allongée, de la grosseur du doigt, et presque sans odeur à l'état sec. Les feuilles restent vertes après la dessiccation ; les semences conservent leur odeur forte et leur saveur piquante.

Toute la plante exhale une odeur aromatique forte, pénétrante. La racine fournit une matière extractive légèrement amère. Les semences donnent une huile essentielle jaune qui se fige facilement par le froid, et elles sont douées d'une saveur sucrée, chaude, un peu âcre. On les a de tout temps considérées comme excitantes, carminatives, emménagogues et apéritives, et on les utilise avec avantage dans les affections qui réclament l'action des toniques diffusibles.

Le FENOUIL a été recommandé pour activer la sécrétion du lait chez les nourrices. « Nous pourrions citer, dit *Bodart*, plusieurs exemples de mères qui, manquant de lait, étaient sur le point d'abandonner leur enfant à un lait étranger, et chez lesquelles nous avons rétabli la sécrétion de ce fluide précieux , au moyen d'une infusion théiforme de semences de FENOUIL édulcorée avec un peu de racine de réglisse verte. » (*Cazin.*)

La racine du FENOUIL est mise au nombre des racines apéritives ; les feuilles et les sommités sont appliquées en cataplasmes sur les engorgements des mamelles.

Cette plante, comme toutes celles du même genre, est beaucoup plus aromatique dans le Midi que dans les départements du centre et du Nord de la France. La semence du FENOUIL doit être nouvelle, nette, bien nourrie et d'un goût agréable.

Dans quelques pays de l'Allemagne , on se sert du FENOUIL comme d'un assaisonnement qui rend plus savoureux les légumes et surtout le poisson.

Le FENOUIL se prépare : en infusion (semences), à la dose de 15 à 30 gr. par litre d'eau ; — en poudre, 1 à 4 gr.; — décoction (racine), 30 à 60 gr. par litre d'eau. Eau distillée, employée en collyre. Huile essentielle, 5 à 6 gouttes.

« *Arnaud de Villeneuve* recommande l'usage de la graine de FENOUIL pour conserver et pour rétablir la vue : *Tragus* est de ce sentiment. Appliquées sur les tempes des enfants, elles leur procurent du sommeil. » (*Chomel.*)

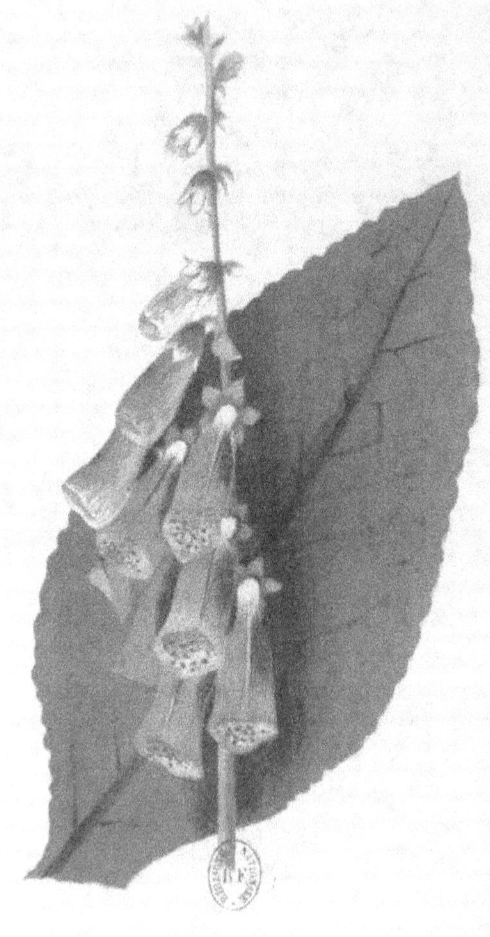

DIGITALE.

DIGITALIS PURPUREA.

DIGITALE.

DIGITALIS PURPUREA.

Famille des Scrofularinées.

Etym.. Du latin Digitus (doigt), de la forme de la corolle qui ressemble à un doigt de gant.

Syn. vulg. : Gant-de-Notre-Dame, Gantelée, Gantelet, Doigtier, Pétrôle, Gandio, Digitale pourprée, Gantillier, Pavée, Pété reaux, Pisselait.

Plante herbacée, bisannuelle ou quelque fois vivace, de 50 cent. à 4 mètre et plus de hauteur. Tige robuste, dressée, ordinairement simple, très-pubescente. Feuilles alternes, oblongues-lancéolées, crénelées, fortement ridées, à nervures saillantes en dessous, à face supérieure d'un vert foncé, à face inférieure tomenteuse ; les inférieures très-amples, contractées en un long pétiole, disposées en touffe. Fleurs d'un rose purpurin, disposées en un bel épi terminal, penchées d'un côté de la tige. Calice à 5 folioles lancéolées. Corolle campanulée ou tubuleuse, ventrue, munie à l'intérieur de poils longs et marqués de taches brunes, limbe obscurément bilabié, ayant la lèvre inférieure à 3 lobes courts, arrondis, la supérieure tronquée. Étamines 4, plus courtes que la corolle. Anthères à 3 lobes ; style à stigmate bifide ; capsule ovale, dépassant peu le calice.

La Digitale se trouve dans les bois montueux, les bruyères, sur les côteaux sablonneux ou pierreux, où elle fleurit de juin à août. Ses propriétés, qui paraissent s'être concentrées dans les feuilles, sont plus ou moins énergiques, suivant la saison où elles ont été récoltées. aussi doit-on choisir celles qui ont reçu l'influence du soleil et les cueillir lorsque les fleurs commencent à se montrer. Leur dessiccation doit être opérée avec beaucoup de soin. Il faut les tenir ensuite en lieu sec et les renouveler tous les ans. En général, on doit préférer la Digitale qui croît spontanément dans les pays montagneux, et les feuilles caulinaires aux radicales moins actives.

La Digitale n'a presque pas d'odeur, mais sa saveur est très-amère, un peu âcre. Elle agit sur l'économie à la manière des narcotico-âcres ; irrite d'abord l'estomac, puis cause des nausées, des vertiges, des désordres visuels, de la somnolence et du délire. À dose médicinale, elle est sédative, diurétique, et se fait remarquer par sa propriété spéciale de ralentir les battements de cœur. On l'administre utilement dans certaines hydropisies, contre les scrofules, les anévrismes. Son usage réclame la plus grande prudence et le mieux est de ne l'employer que sur l'avis du médecin.

Le principe actif de cette plante est la *Digitaline,* qui se présente sous la forme d'une poudre blanche, amorphe, d'une saveur excessivement amère, peu soluble dans l'eau, mais très-soluble dans l'alcool. Elle est douée d'une action toxique extrêmement énergique. On l'emploie cependant très-souvent dans les maladies du cœur et les hydropisies, mais à des doses infiniment petites.

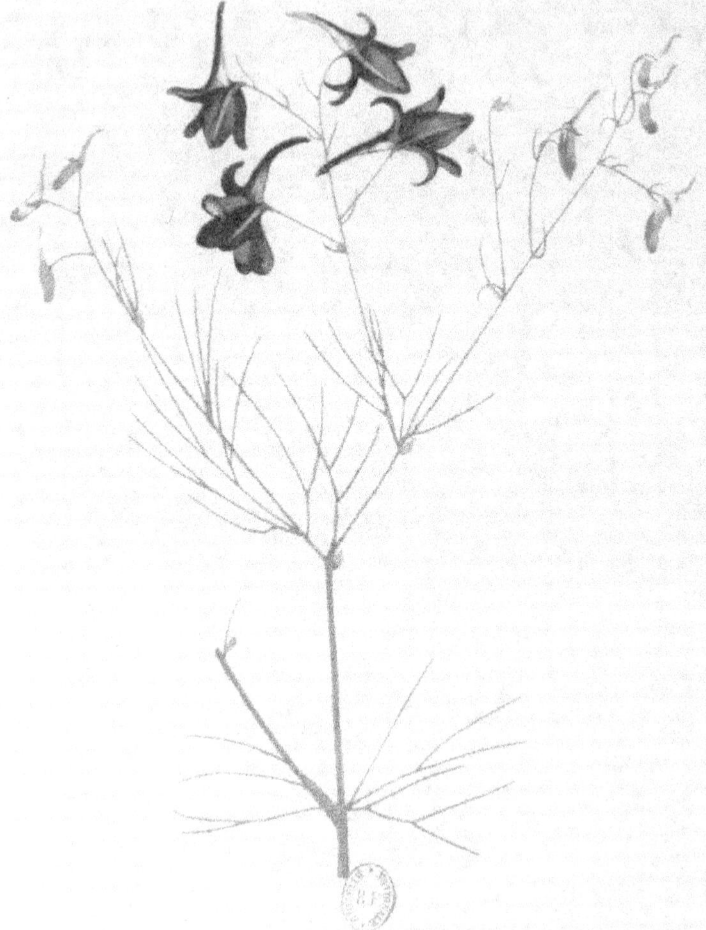

PIED D'ALOUETTE.

DELPHINIUM CONSOLIDA.

PIED-D'ALOUETTE.

DELPHINIUM CONSOLIDA.

Famille des Renonculacées.

Étym.: De **Delphinus** (Dauphin), par allusion à la forme des
fleurs avant leur épanouissement.

Syn. vulg.: Dauphinelle, Dauphine-des-Blés, Dauphinelle-
Consoude, Consoude royale, Delphinelle, Delphinette, Eperon-
de-Chevalier, Eperon-de-la-Vierge, Fleur-d'Amour, Herbe-
du-Cardinal, Herbe-saint-Athalie, Moine, Pied-d'Alouette-des-
Champs, Pied-d'Alouette sauvage, Bec-d'Oiseau.

Plante annuelle. Tiges rameuses, diffuses, pubescentes, haute de 20 à 60 cent. Feuilles presque sessiles,
découpées en lanières étroites, peu nombreuses. Fleurs
bleues, très-rarement blanches, en grappes souvent dis-

posées en panicule. Calice à 5 sépales pétaloïdes, caducs,
inégaux, le supérieur prolongé au-dessous de son inser-
tion en un éperon creux. Corolle à 4 pétales par l'avor-
tement du pétale inférieur, à pétales soudés en une
corolle gamopétale prolongée en un éperon reçu dans
la cavité de l'éperon du sépale supérieur. Follicules souvent solitaires, glabres ou presque glabres, terminés
par un bec grêle.

Le Pied-d'Alouette se rencontre dans les moissons et
dans les champs cultivés, où il fleurit de juin en août.
Il se propage partout, jusque dans le Nord, et est beaucoup plus rare dans le Midi. Le nom de Consoude (Consolida), que la plupart des anciens lui ont donné, ne
sert qu'à perpétuer une erreur ; celle d'avoir la propriété de consolider les plaies.

Cette plante, par son analogie avec les Aconits, réclame, dit le *Dr Cazin*, de la circonspection dans son
emploi à l'intérieur. On l'a regardée comme diurétique
et conseillée dans les obstructions des viscères abdominaux et la rétention d'urine. Elle a été aussi employée
comme anthelmintique. La teinture alcoolique est employée, principalement en Angleterre, contre les accidents asthmatiques. Mais ces diverses propriétés, mal
déterminées, ont besoin d'être constatées par une rigou-
reuse observation.

A l'extérieur, on l'a vantée contre l'ophtalmie.

Les semences pulvérisées détruisent la vermine de la tête, comme celles de la Staphisaigre. La décoction de ces mêmes semences, en lotion, est parfois employée dans les campagnes, contre la gale et la maladie pédiculaire.

Les fleurs de PIED-D'ALOUETTE fournissent une assez belle couleur bleue qu'on a fixée au moyen de l'alun.

Il existe de nombreuses espèces de *Delphinium*, dont les principales sont le : *D. Ajacis* (Delphinium des jardins), dans la corolle duquel on a voulu voir les premières lettres du nom d'Ajax, AJA, tracées par quelques lignes colorées. Cette espèce est très-rapprochée de la précédente ; elle est moins étalée et s'élève davantage. Elle produit, par les soins de la culture, de très-belles variétés à fleurs simples ou doubles et de toutes nuances, qui font l'ornement de nos parterres.

Le *Delphinium Staphisagria*, cultivé dans quelques jardins, ne mérite pas, à cause de la beauté de ses fleurs, d'être flétri par le nom d'Herbe-aux-Poux, parce que ses graines, d'ailleurs poison assez violent, sont employées pour détruire la vermine. Ses fleurs sont d'un bleu clair ou foncé, disposées en longues grappes terminales.

On cultive encore, comme plante d'ornement, le *D. ornatum*, très-belle espèce, haute de près d'un mètre, d'un azur magnifique; le *D. grandiflorum*, de Sibérie, à tiges grêles et feuilles très-découpées; le *D. Elatum*, à fleurs en épis, grandes, à pétale supérieur blanchâtre; le *D. intermedium*, espèce alpestre, fleurs à calice azuré et à pétales jaunâtres; le *D. barlocoi*, espèce très-belle, à pyramide de fleurs semi-double, d'un bleu-azur chatoyant.

De ces diverses espèces de *Delphinium*, on extrait un alcoloïde connu sous le nom de *Delphine*.

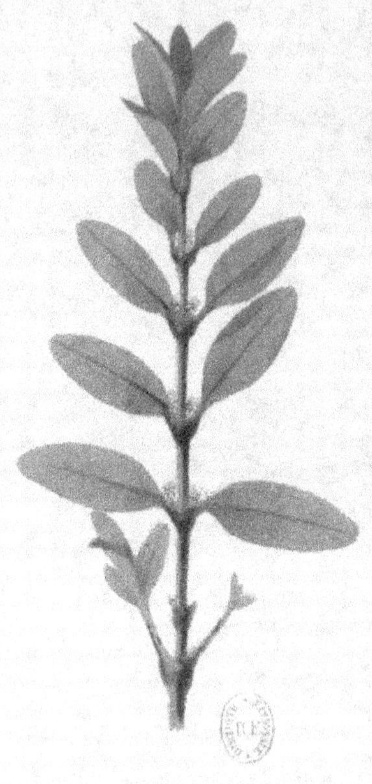

BUIS.

BUXUS SEMPERVIRENS.

BUIS.

BUXUS SEMPERVIRENS.

Famille des Euphorbiacées.

Etym. : Altération du grec Pyxos, appliqué à ces arbrisseaux.

Syn. vulg. : Bois bénit, Bouis, Ozanne.

Arbre ou arbrisseau souvent tortueux, à bois dur, jaunâtre, à écorce d'un blanc cendré, très-rameux. Feuilles opposées, persistantes, brièvement pétiolées, ovales-oblongues, odorantes par le froissement, coriaces, entières, luisantes. Fleurs sessiles très-petites, d'un jaune verdâtre, en glomérules subglobuleux compactes. Étamines 4. Ovaire à 3 styles courts, entiers.

Capsule coriace, surmontée de trois petites cornes, correspondant à trois loges contenant chacune deux graines. Graines lisses, luisantes.

Le Buis se rencontre sur les côteaux pierreux exposés au Nord, les rochers, forêts montueuses, clairières des bois. Il est fréquemment cultivé dans les parcs, où il se naturalise facilement. Il croît en abondance sur les montagnes de Lagneux, dans le Mâconnais, dans le mont Jura, du côté de Saint-Claude, et le long de la chaîne qui remonte dans la Franche-Comté ; dans les montagnes du Bugey, du Dauphiné, de la haute Provence ; dans la chaîne de celles qui traversent le Languedoc de l'Est à l'Ouest ; enfin, dans les Pyrénées.

Il existe plusieurs variétés de Buis ; la plus remarquable est celle que l'on nomme *Buis à bordure, Buis d'Artois, Buis nain.* C'est, comme l'on sait, celui qui est cultivé pour bordure dans les jardins. On en cultive une autre variété, à feuilles panachées, que l'on propage de boutures. Dans les jardins, on trouve également le *Buis-Mahon* (Buxus balearica), grand et bel arbrisseau, remarquable par la largeur de ses feuilles ovales, oblongues, un peu pétiolées, luisantes et coriaces, chargées dans leur aisselle d'un paquet de fleurs assez gros, un peu jaunâtre.

Les feuilles du Buis ont une odeur vireuse, un peu aromatique. On se sert, en médecine, du bois et des feuilles. Le bois est un excitant sudorifique qui a été préconisé contre la goutte, les affections rhumatismales chroniques et les maladies syphilitiques. Les feuilles ont été employées comme purgatives. Elles sont souvent mêlées, par fraude, à celles du Séné. Réduites en poudre et prises à la dose d'un gros, elles produisent, selon quelques auteurs, des déjections très-copieuses et même sanguinolentes. Suivant d'autres, leur décoction est un purgatif modéré.

Le bois de Buis râpé, et surtout celui de la racine, à la dose de 30 gr., que l'on fait bouillir dans un litre d'eau et réduire de moitié, est un excellent sudorifique dont les effets sont en tout comparables à ceux du Gayac, dans les affections rhumatismales chroniques et les accidents qui en sont la suite, principalement les engorgements d'articulations.

Les brasseurs emploient quelquefois les feuilles de Buis pour augmenter l'amertume de la bière et diminuer la dépense du Houblon. Cette falsification se reconnaît à l'apparence un peu trouble du liquide et à sa saveur nauséeuse différente de l'amertume franche de la bonne bière.

On retire du Buis la *Buxine*. Le sulfate de buxine est recommandé comme fébrifuge.

Au point de vue industriel, le bois du Buis rend les plus utiles services. Son grain est dur, jaunâtre, d'un tissu fin, très-serré, très-compacte, susceptible d'un beau poli ; il sert à faire des peignes, des instruments à vent, des ustensiles à vis, des écuelles, des cuillers, des manches d'outils, des tablettes, des planches pour graver, des cannelles, des tabatières, etc. C'est le plus inaltérable, le plus pesant de nos bois d'Europe.

Les souches du Buis dont on a coupé plusieurs fois les tiges sont connues sous le nom de *Broussin ;* elles ont une grande dureté et sont agréablement marbrées. C'est avec les broussins qu'on fait de ces jolies tabatières si agréablement veinées. *(Hoefer.)*

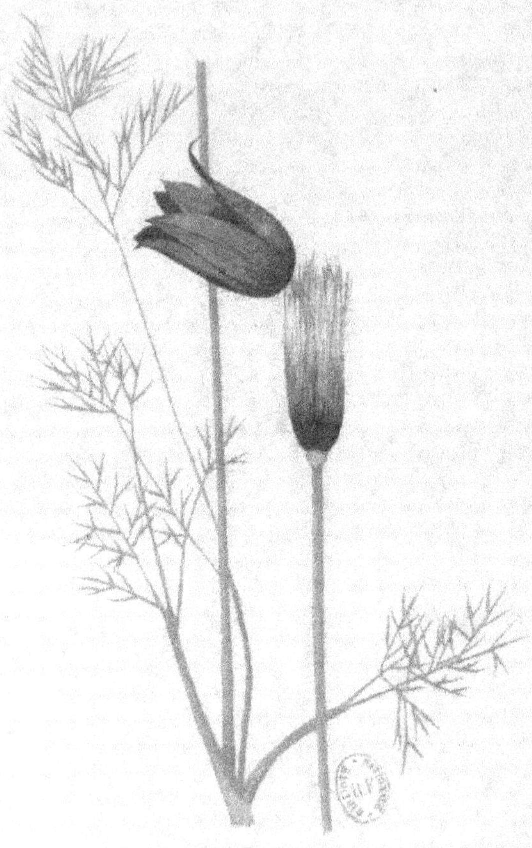

ANÉMONE PULSATILLE.

ANEMONE PULSATILLA.

PULSATILLE.

ANEMONE PULSATILLA.

Famille des Renonculacées

Etym.: De PULSARE (battre, frapper), des aigrettes de ses graines,
qui sont agitées par le vent le plus léger. (*A. Bossu.*)

Syn. vulg.: Coquelourde, Coquerelle, Herbe-au-Vent, Fleur-
de-Paques, Fleur-aux-Dames, Fleur-du-Vent, Teigne-Œuf,
Passe-Fleur, Passe-Velours.

Plante vivace à souche oblique, épaisse, ligneuse,
plus ou moins rameuse, couverte de longs poils soyeux.
Tiges de 10 à 40 cent., uniflores. Feuilles radicales,
pétiolées, composées de folioles plusieurs fois pinnatifides, à segments étroits, linéaires-aigus. Involucre

composé de feuilles sessiles, soudées à la base en une gaîne qui entoure la tige, divisées en segments linéaires. Fleur dressée ou légèrement penchée, très-grande, d'un bleu-lilas ou violet, passant quelquefois au rose. Sépales couverts de poils soyeux à la face externe, oblongs ou oblongs-lancéolés, dressés inférieurement, étalés-courbés en dehors supérieurement. Etamines nombreuses. Carpelles nombreux, étalés, groupés sur un réceptacle hémisphérique, et terminés par le style, qui est quelquefois longuement accru, plumeux.

La Pulsatille se rencontre sur les pelouses découvertes, les bois sablonneux et sur les côteaux calcaires, où elle fleurit d'avril à juin. On doit la récolter un peu avant la floraison ; afin qu'elle soit douée de toutes ses propriétés, qui vont en diminuant et sont comparativement très-faibles après la dessiccation.

Cette plante est inodore ; comme toutes les Anémones, elle est excessivement âcre et vésicante ; ingérée dans l'estomac, à forte dose, elle cause tous les accidents d'un empoisonnement par les substances corrosives ; appliquée à l'extérieur, elle irrite, rubéfie et même ulcère la peau.

Pendant longtemps, on a regardé le suc de Pulsatille comme le remède le plus efficace contre le vice dartreux. On le donnait à la dose de 8 centig., deux fois par jour,

et on faisait en même temps lotionner les parties affec-
tées avec la décoction de Jusquiame et de Ciguë.

Quelques médecins assurent avoir employé avec succès son extrait, dans la coqueluche, à la dose d'un
quart de grain à un grain et demi, suivant l'âge, quatre
fois par jour. Ils le prescrivaient aussi aux adultes
atteints de toux sèches et spasmodiques, à la dose de 2
au 3 grains répétée 3 fois dans la journée.

L'infusion des feuilles a été aussi employée dans les
engorgements des viscères abdominaux et dans l'hydropisie. On ne doit pas dépasser, dans cette infusion, la
dose de 2 gr. chaque fois. Sous quelque forme qu'on
administre la PULSATILLE, il ne faut commencer que par
de petites doses, en augmentant progressement et avec
circonspection. Encore est-il prudent de n'en faire usage
qu'avec le concours d'un médecin.

Dans les campagnes, les paysans ont l'habitude de
s'entourer les poignets de feuilles de PULSATILLE pilées,
pour se guérir de la fièvre intermittente ; ces applications ne sont pas sans danger, si elles durent trop longtemps. Elles suppléeraient aussi aux sinapismes et aux
vésicatoires, si on avait un pressant besoin de ceux-ci
et s'ils manquaient.

La poudre des fleurs et des feuilles sèches de PULSA-
TILLE est un très-bon sternutatoire. Quand elles sont

fraîches, il suffit de la broyer sous le nez, entre les doigts, pour provoquer un violent éternuement.

Les homœopathes ont foi dans le suc de cette plante, administré à dose infinitésimale.

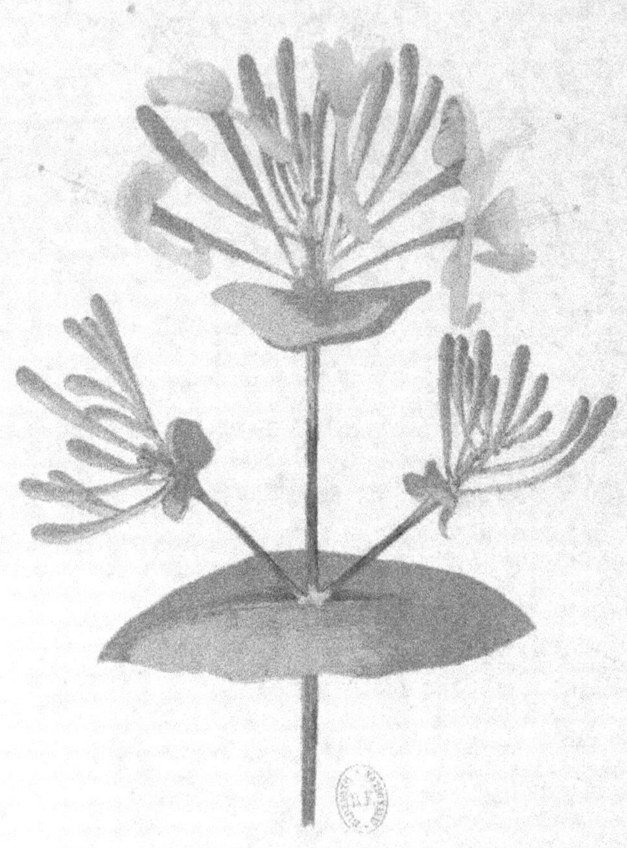

CHÉVREFEUILLE.

LONICERA CAPRIFOLIUM.

CHEVRE-FEUILLE.

LONICERA CAPRIFOLIUM.

Famille des Caprifoliacées.

Etym.: Dédié à Ad. Lonicer, botaniste allemand

Syn. vulg.: Maire, Moire, Patte-de-Loup.

Arbrisseau à tige sarmenteuse volubile, très-longue,
à écorce grisâtre, à jeunes rameaux glabres, souvent
colorés. Feuilles ovales, glabres, opposées, sessiles ou
perfoliées. Fleurs à odeur suave, d'un blanc jaunâtre,
striées ou lavées de rose en dehors, passant au jaune,
sessiles, disposées en une tête terminale sessile au
centre d'un plateau formé par les fleurs florales. Corolle

à tube cylindrique non gibbeux, légèrement poilue. Fruits rouges, couronnés par le limbe du calice.

Cet arbrisseau, qui est originaire des forêts du Midi de l'Europe, est fréquemment cultivé dans nos jardins, dont il fait au printemps le principal ornement. Il est plutôt considéré comme plante d'agrément que comme plante utile à la médecine ou à l'économie domestique. Cependant, ses fleurs ont été employées en infusion pectorale et aussi comme antispasmodique, ses feuilles pour gargarismes astringents.

Le CHÈVRE-FEUILLE des bois (*Lonicera periclymenum*), appelé aussi Chevrefeuille sauvage, Cranquillier, Brout-Biquette, qui ne diffère du précédent que par ses feuilles florales qui sont libres, est celui qui a joui d'une certaine réputation médicinale. Ses feuilles passaient pour diurétiques, les fleurs pour cordiales, anti-asthmatiques. L'écorce a été proposée comme sudorifique, utile dans la goutte et la syphilis. Toutes ces qualités sont aujourd'hui oubliées. Néanmoins, quelques bonnes pharmacies préparent encore, avec les fleurs, un sirop un peu analogue au sirop de mûrier, que l'on donne par cuillerée dans la toux et les accidents asthmatiques.

Suivant quelques auteurs, la racine fournit une couleur bleu de ciel, et ses jeunes rameaux peuvent aussi être employés dans l'art tinctorial. On fabrique avec ses tiges et ses branches des dents pour les herses, des peignes pour les tisserands, des tuyaux de pipes à fumer.

Les feuilles sont broutées par les vaches, les brebis et les chèvres ; les chevaux les négligent.

On trouve dans les haies, taillis et clairières des bois, le *Chevre-Feuille-des-Buissons* (Lonicera Xylosteum), également appelé Camérisier, Chamérisier-des-Haies, dont les tiges sont droites, hautes de 5 à 6 pieds ; le bois blanc, très-dur, propre à divers usages économiques. Les feuilles sont molles, ovales et pubescentes ; les pédoncules axillaires, opposés, chargés de deux fleurs d'un blanc pâle, auxquelles succèdent deux baies d'un beau rouge, remplies d'un suc amer, qu'on regarde comme violemment émétique et purgatif et qu'il est très-prudent de ne pas employer.

Cette espèce de Chevre-Feuille est aussi cultivée dans les jardins, où elle se montre sous plusieurs variétés.

On rencontre aussi dans les jardins le *Chevre-Feuille de la Caroline* (L. Symphoricarpos), vulg. Symphorine, Boule-de-cire, Arbousier d'Amérique. Plante ornementale, dont les baies sont des boules blanches très-persistantes. Les jeunes branches réduites en poudre sont employées, dit-on, par les Américains, contre les fièvres intermittentes.

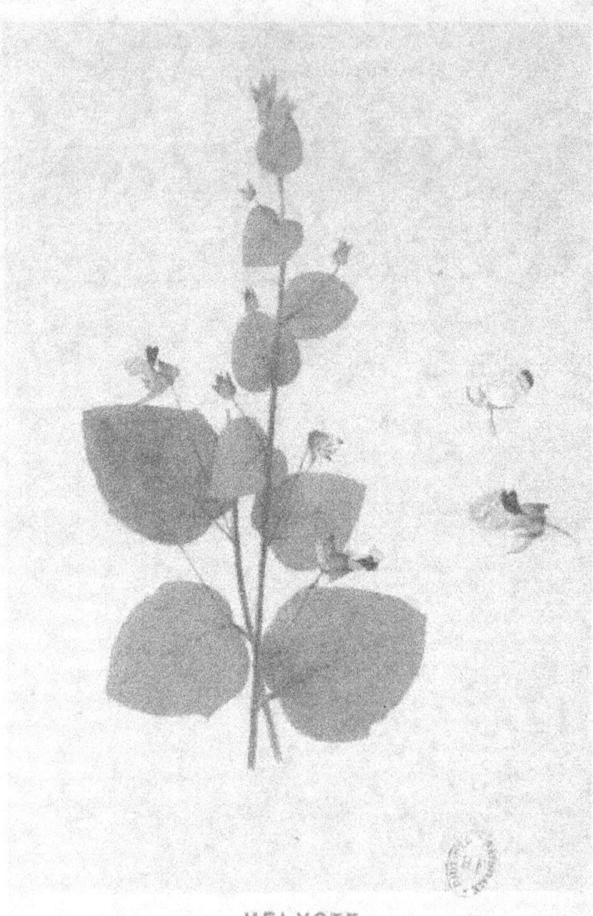

VELVOTE.

LINARIA SPURIA.

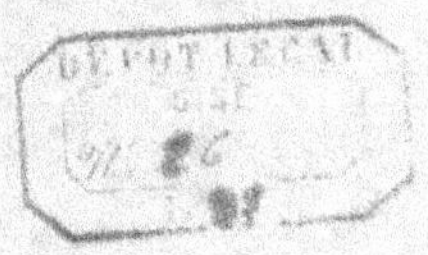

VELVOTE.

LINARIA SPURIA.

Famille des Scrofularinées.

Etym.:

Syn. vulg.: Linaire bâtarde, Velvote femelle, Véronique
femelle.

Plante annuelle, poilue. Tiges ordinairement nombreuses, de 20 à 50 cent., couchées, diffuses, rameuses,
flexueuses. Feuilles alternes, brièvement pétiolées,
oblongues ou suborbiculaires, souvent un peu cordées
à la base. Pédicelles très-poilus, presque capillaires,
la plupart plus longs que la feuille. Calice à divisions

ovales-aiguës, souvent cordées à la base, dépassant un peu la capsule. Corolle jaune, à lèvre supérieure d'un violet foncé en dedans, à éperon légèrement arqué. Etamines 4, incluses. Capsule subglobuleuse. Graines ovoïdes, tuberculeuses.

La Velvote est commune dans les champs en friche, les lieux cultivés, où elle fleurit de juillet à octobre. Elle est inodore, mais la saveur des feuilles est amère.

Comme tant d'autres, la Velvote a eu ses jours de splendeur ; puis l'oubli s'est fait petit à petit, et aujourd'hui c'est à peine si les auteurs modernes en font mention au point de vue médical. Cependant il paraît bien difficile d'admettre qu'une plante qui, pendant de longues années, a rendu des services à notre pauvre humanité, ait complètement usurpé les qualités qu'on lui attribuait. Nous en avons pour preuve la considération dont elle jouit encore parmi les partisans de la médecine populaire.

La Velvote était considérée comme une plante adoucissante, détersive, vulnéraire et dépurative ; d'aucuns même l'estimaient excellente contre les tumeurs scrofuleuses, la lèpre, l'hydropisie, la goutte, les dartres et les cancers.

La plante, exposée au soleil dans de l'huile d'olive, de lin ou d'amandes douces, ou au bain marie, consti-

tuait un baume excellent pour toutes sortes de plaies et
d'ulcères, même pour la lèpre et les écrouelles. On cite
plusieurs cas de guérison par la seule application de ce
baume, et par de fréquentes potions de la décoction des
feuilles de Velvote.

L'eau de ses feuilles et de ses rameaux, distillée au
bain marie pendant qu'elle est dans sa force et sa
vigueur, est bonne pour éteindre et arrêter les progrès
du cancer des mamelles ; en injections, elle modifie et
consolide les plaies ; appliquée avec une compresse sur
les dartres, boutons et toutes autres inflammations, elle
les dessèche et les éteint en peu de temps ; en gargarismes, avec un peu de vin, elle dessèche les ulcères
de la bouche. Le suc et la décoction de ses feuilles font
les mêmes effets quand elle n'est pas encore trop dessé-
chée par l'ardeur du soleil. On peut user de ses feuilles,
en infusion, comme du Thé.

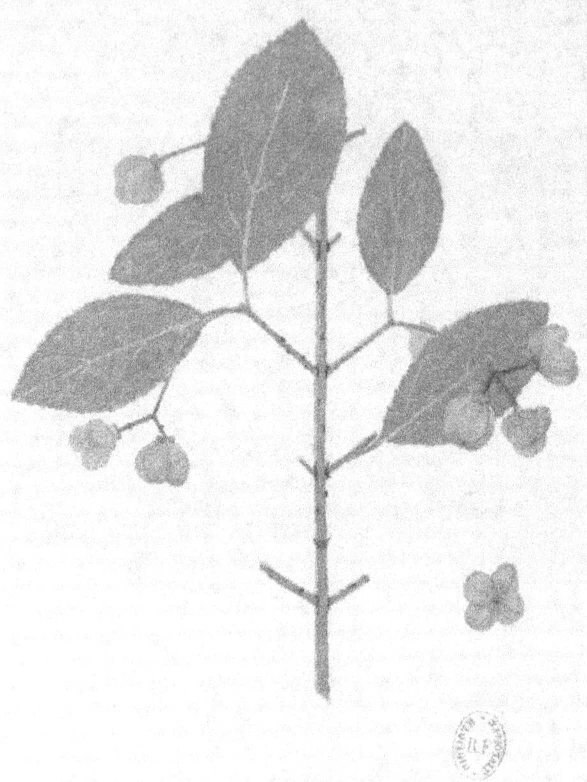

FUSAIN.

EVONYMUS EUROPÆUS.

FUSAIN.

EVONYMUS EUROPÆUS.

Famille des Célestrinées.

Etym. : De FUSEAU, de ce que le bois sert à fabriquer ce petit
instrument de tisserand. — EVONYME nom d'une divinité
païenne, mère des Furies. (*A. Bossu.*)

Syn. vulg. : Bois-à-Lardoires, Bois-carré, Bonnet-de-Prêtres,
Caprinolière, Fusain d'Europe, Fusier, Fusaix, Fusin, Garais,
Garas.

Arbrisseau plus ou moins élevé, très-rameux, à
rameaux opposés, à écorce des jeunes rameaux ordinairement verte lisse. Feuilles ovales, lancéolées, pétiolées, glabres. Fleurs disposées en cymes pauciflores au

sommet de pédoncules axillaires. Calice à 4-5 divisions. Corolle à 4 pétales blanchâtres. Etamines 4, insérées avec les pétales sur un disque épigyne. Capsule à 3 ou 5 loges et à 3-5 angles, dont la forme est un bonnet carré, devenant rouge vif à la maturité.

Le Fusain se rencontre dans les haies, taillis, endroits découverts des bois, où il fleurit en mai et fructifie en août-septembre. Toutes les parties de la plante répandent une odeur un peu nauséabonde. Il existe dans l'écorce, les feuilles et les fruits du Fusain, un principe âcre, éméto-cathartique et drastique. « Si les médecins, dit avec raison le *Dr Cazin*, ont différé d'opinion sur les effets de cette plante, c'est parce que son énergie est plus ou moins prononcée, suivant la saison où elle est recueillie. Au printemps, il n'en faut qu'une petite dose pour provoquer le vomissement, tandis que dans d'autres saisons, elle est moins active ; les jeunes pousses, surtout, sont drastiques à un tel degré qu'on ne les emploie presque jamais à l'intérieur ; elles sont mortelles pour les moutons, les chèvres et même les vaches, quand elles produisent une vive irritation sans évacuations, ou qu'elles superpurgent jusqu'à déterminer une violente inflammation du tube digestif. »

Bien que certains campagnards persistent encore à faire usage des fruits du Fusain (3 ou 4) pour se purger, nous pensons, en présence des observations qui précèdent, que le mieux est de ne pas s'en servir à l'intérieur sans l'avis du médecin.

A l'extérieur, la décoction aqueuse des jeunes tiges et des feuilles de Fusain est un détersif très-énergique dans les ulcères sordides, atoniques et gangréneux. On peut la mêler avec la décoction de noyer.

La décoction des fruits et des capsules (15 à 30 gr. par kil. d'eau), à laquelle on ajoute un peu de vinaigre, est d'un usage populaire contre la gale. Les vétérinaires emploient la décoction des feuilles, de l'écorce, des capsules et des graines, dans le vinaigre, en lavage contre la gale des chevaux et celle des chiens et autres animaux domestiques.

Au point de vue économique, le Fusain rend d'utiles services. Son bois est blanc, un peu jaunâtre, très-dur, d'un grain fin et serré ; on l'emploie principalement aux ouvrages de tour et de marqueterie : on en fait des vases, des quenouilles, des fuseaux, des vis, des lardoires. On s'en sert, quand il est réduit en charbons, pour la fabrication de la poudre à canon. C'est avec ses jeunes rameaux, brûlés dans un tube de fer, que l'on fabrique les crayons dont les peintres se servent pour tracer les esquisses de leurs dessins, -parce qu'elles s'effacent aisément.

Les enveloppes de la semence, selon *Duchesne*, teignent avec l'alun, en jaune paille; avec les sels de fer, en gris. En Livonie, les feuilles sont employées pour teindre en vert.

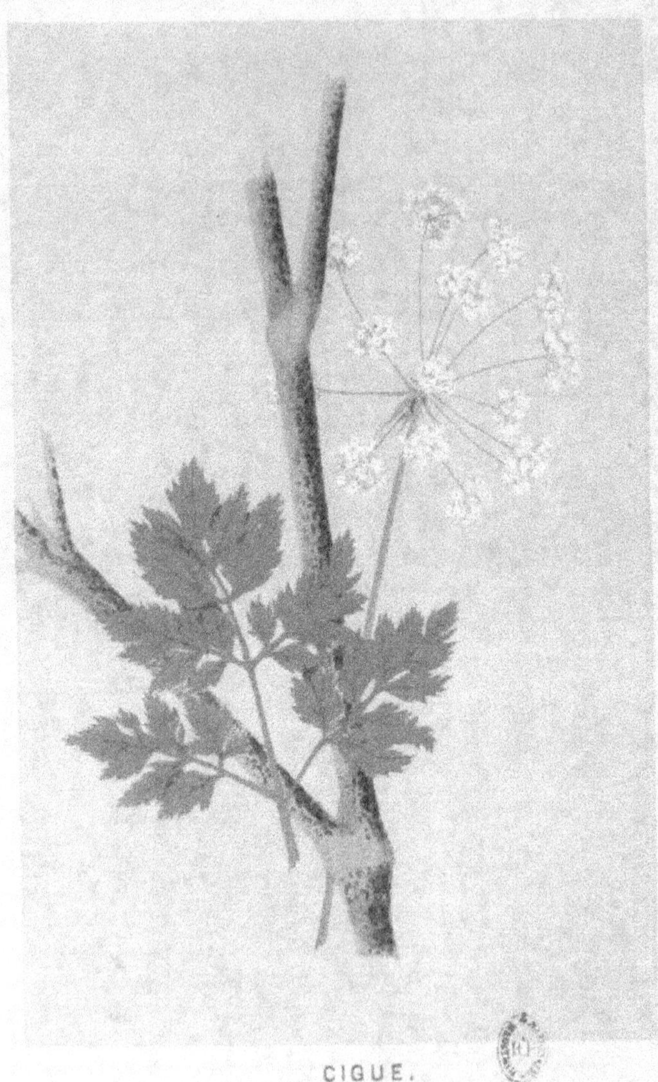

CIGUE.

CONIUM MACULATUM

CIGUË.

CONIUM MACULATUM.

Famille des Ombellifères.

Etym.:

Syn. vulg.: Grande Ciguë, Ciguë maculée, Ciguë-de-Socrate,
Grande Cocuée, Fenouil sauvage, Ciguë d'Athènes, Ciguë-
des-anciens, Ciguë ordinaire, Crambrion.

Plante bisannuelle herbacée, de 1 mètre et plus de
hauteur. Tige robuste, arrondie, très-fistuleuse, rameuse
supérieurement, ordinairement glaucescente, parsemée
de taches d'un pourpre violacé ou brunâtres, surtout
dans sa partie inférieure. Feuilles grandes, d'un vert
sombre, à odeur vireuse, trois fois ailées, à folioles pinnatifides, dentées et pointues, lisses, glabres, d'un vert
sombre. Fleurs blanches, petites, en ombelles terminales de 12-20 rayons. Involucre de 4-5 folioles réfléchies et comme soudées sur les pédoncules. Involucelles
aiguës, soudées ensemble par leur base. Calice très-

petit, entier. Corolle à 5 pétales en cœur, réfléchis en dessus. Etamines 5. Ovaire simple, surmonté de 2 styles courts, persistants. Fruits globuleux à 5 côtes saillantes.

La GRANDE CIGUE est commune dans les lieux incultes, sur le bord des chemins, parmi les décombres, près des habitations, où elle fleurit de juin en août. On doit la récolter avant l'époque de l'entière floraison, c'est-à-dire en mai ou en juin. Elle s'emploie autant que possible à l'état frais. Si on veut la conserver, la dessiccation doit s'opérer à l'étuve et à l'abri du contact de la lumière.

Cette plante exhale une odeur herbacée, vireuse, désagréable, surtout lorsqu'on la froisse entre les doigts ; sa saveur est amère avec un peu d'âcreté. C'est un poison narcotico-âcre qui, dans la Grèce, fut employé comme supplice légal et rendu célèbre par la mort de Socrate, de Phocion, de Philopœmen et d'autres grands hommes de l'antiquité. Les historiens nous rapportent qu'à Céos, la CIGUE était bue par les vieillards lorsqu'ils étaient parvenus à une certaine époque de la vie, au-delà de laquelle chaque jour d'existence était regardé comme un larcin fait aux dieux. C'était au milieu du plus joyeux festin et dans une coupe couronnée de roses qu'ils prenaient le poison libérateur.

Douée de propriétés très-énergiques dans les pays méridionaux, cette plante est beaucoup moins active dans les contrées septentrionales. Sous notre climat, cependant, elle est encore assez redoutable, quoiqu'elle ait rarement causé la mort chez l'homme. Elle produit des vertiges, de la céphalalgie, de l'anxiété, des nausées, et, à plus forte dose, l'assoupissement, la stupeur, le délire, la syncope et la mort. Certains animaux évitent de la manger, d'autres, au contraire, comme les chèvres et les moutons, peuvent la brouter, dit-on, impunément. Les étourneaux se nourrissent de ses graines.

L'emploi de la CIGUË, en médecine, remonte à la plus haute antiquité. *Hippocrate* et *Galien* en indiquent l'usage dans plusieurs maladies.

Comme un grand nombre de plantes, la CIGUË a été administrée avec des succès différents, selon le pays où elle avait été récoltée, la manière dont elle avait été préparée et les circonstances dans lesquelles on l'avait administrée. Dans tous les cas, la CIGUË ne doit être employée qu'avec la plus grande circonspection et seulement sur les prescriptions des médecins.

Voici ses préparations, d'après *Ant. Bossu* :

« Poudre (feuilles) : 5 à 10 centig. et plus en potion ;

— Racine fraîche : depuis 20 centig. jusqu'à 8 gr. par

jour ; — Infusion ou décoction (racine ou semences) : 50 centig. à 8 gr. pour 500 gr. d'eau. »

Pour l'usage externe. — Décoction (plante entière) : 30 à 60 gr. par kilog. d'eau, pour lotions, fomentations et même pour bains, dans les affections cancéreuses. (*Hufeland.*) Feuilles contuses : 10 à 15 gr. par kilog. de cataplasme, ou appliquées seules. On les mélange avec la pulpe de carotte, pour le cancer ulcéré des mamelles. — Suc en onguent : 1 partie sur 4 d'axonge, pour frictions, onctions, emplâtres.

On lit dans une lettre de S. Jérome, rapporte la flore naturelle et économique des plantes qui croissent aux environs de Paris, que des prêtres égyptiens faisaient habituellement usage d'un peu de Ciguë, pour mieux garder la continence. *S. Basile* rapporte que l'usage intérieur de la Ciguë guérissait de la fureur utérine.

Pour combattre les effets de la Ciguë, en attendant le médecin, on emploie les vomitifs, particulièrement l'émétique ; à défaut de ce dernier, on administre de l'eau chaude en grande quantité, en provoquant les vomissements par l'introduction des doigts dans la bouche et par le chatouillement du fond de la gorge. Après les vomitifs, on emploie les acides végétaux, vinaigre, jus de citron, etc., étendus d'eau ; puis, pour combattre le narcotisme, prendre café noir et vin.

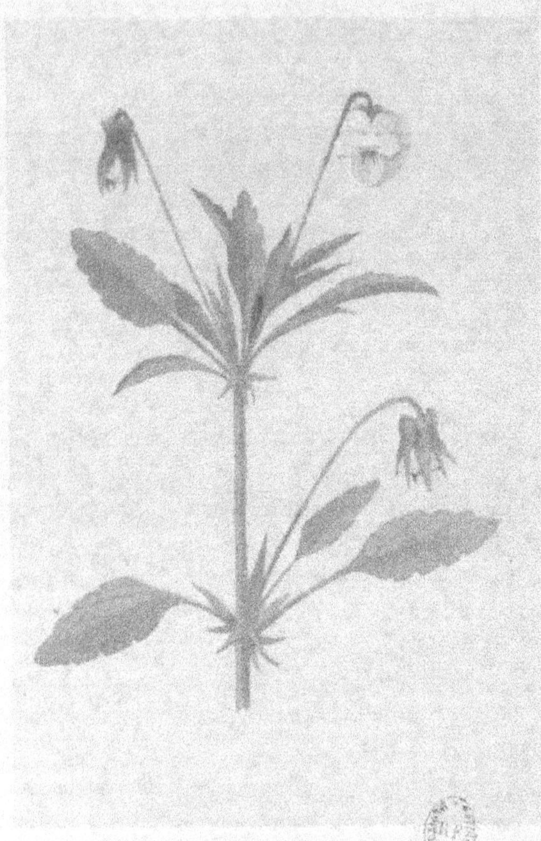

PENSÉE SAUVAGE.

VIOLA TRICOLOR.

PENSÉE.

VIOLA TRICOLOR.

Famille des Violariées.

Etym. :

Syn. vulg. : Pensée sauvage , Herbe-de-la-Trinité , Petite Jacée,
Herbe-à-la-clavelée.

Plante annuelle de 10 à 25 cent. Racine fibreuse,
chevelue. Tiges rameuses, ascendantes, herbacées,
glabres. Feuilles radicales pétiolées, ovales, cordées à
la base, les caulinaires sessiles, ovales-oblongues ;
stipules divisées en lobes inégaux. Fleurs jaunes ou
tachées de violet, solitaires, inclinées sur de longs

pédoncules. Calice à 5 sépales oblongs, prolongés à la base. Corolle à 5 pétales irréguliers, dépassant à peine le calice, l'inférieur prolongé en éperon. Etamines 5; capsule ovale-oblongue.

La PENSÉE SAUVAGE est commune dans les champs, les moissons, les lieux cultivés, où elle fleurit de mai à octobre. Une superstition répandue dans certaines contrées a fait de cette plante l'emblême du grand mystère de la Trinité, soit à cause de ses trois couleurs ou de ses pétales étalés, offrant presque l'apparence d'un triangle par leur disposition. On peut la récolter pendant toute la belle saison. Elle doit être, autant que possible, employée fraîche. Pour la conserver, il faut la sécher à l'étuve et promptement, sans quoi la végétation s'y continue.

Toute la plante a une saveur amère, un peu âcre. Elle donne de la gomme, de l'albumine végétale, avec un extrait sucré et ductile; à l'exception de la racine, qui est purgative, la PENSÉE SAUVAGE est depuis longtemps employée comme dépurative, diurétique, et fort appréciée dans le traitement des maladies de la peau.

Son efficacité est hors de doute contre les gourmes ou croûtes de lait chez les enfants, mais à la condition qu'on en fera usage pendant au moins 20 à 30 jours.

Voici, du reste, la manière dont elle est employée :

Décoction (l'herbe avec ou sans les fleurs) : 1 petite poignée pour 1 litre de lait ou d'eau.

Infusion (poudre sèche) : 2 à 4 gr. dans une tasse de lait, à prendre chaque matin.

Sirop : 30 à 60 gr., comme édulcorant.

Pendant qu'on fait usage de la Pensée, l'urine acquiert une odeur fétide, qui rappelle celle du chat.

La racine est émétique comme l'est celle de la Violette.

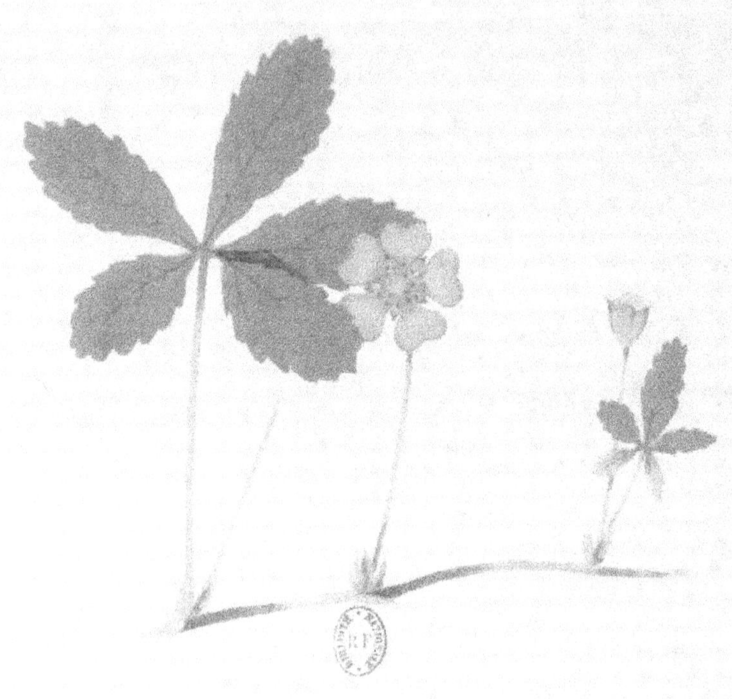

QUINTEFEUILLE.

POTENTILLA REPTANS.

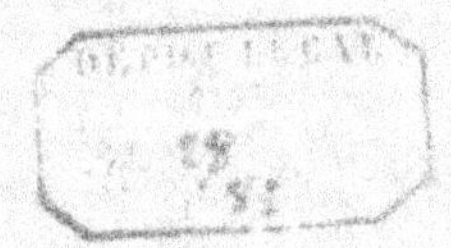

QUINTEFEUILLE.

POTENTILLA REPTANS.

Famille des Rosacées.

Etym.: QUINTEFEUILLE, du latin QUINQUE (cinq), FOLIUM (feuilles),
parce qu'elle a cinq feuilles sur un même pétiole.

Syn. vulg.: Chacourroie, Herbe-à-cinq-feuilles, Main-de-Mars,
Nerf-de-Bœuf, Patte-de-Pigeon, Piedcourt, Pipeau.

Plante vivace, herbacée. Souche épaisse, presque
verticale, donnant naissance à une rosette de feuilles.
Tiges naissant à l'aisselle des feuilles les plus inférieures ou à l'aisselle des bases des feuilles détruites
de la rosette terminale, ordinairement très-longues,

grêles, presque filiformes, couchées rampantes, portant
des rosettes de feuilles au niveau des nœuds. Feuilles
pétiolées à 5-7 folioles ovales dentées, légèrement pubescentes en dessous, vertes sur les deux faces. Fleurs
jaunes, parfois blanches, solitaires, latérales ou opposées aux feuilles, dont les pédicelles dépassent celles-
ci. Calice à cinq divisions, muni d'un calicule. Pétales
cinq, dépassant le calice. Carpelles mûrs un peu
rugueux.

La QUINTEFEUILLE est commune au bord des chemins
herbeux, des fossés, dans les pâturages humides, où
elle fleurit de juin en août.

La racine est la seule partie employée en médecine.
elle est inodore, ainsi que la plante entière, mais d'une
saveur astringente assez prononcée. Elle est employée
en tisane dans les diarrhées et les dyssenteries, lorsqu'il
y a absence d'irritation ou d'inflammation ; en garga-
risme, dans les maux de gorge, les ulcérations de la
bouche. Ses propriétés fébrifuges ont été constatées par
par *Hippocrate* et reconnues par quelques auteurs modernes qui n'ont pas dédaigné d'en faire usage, mais
aujourd'hui elle est à peu près abandonnée par les
médecins, et sa réputation serait à peu près perdue si
les habitants des campagnes n'avaient pris soin de
recommander la QUINTEFEUILLE comme un excellent

fébrifuge, en appuyant leurs préceptes, dit le Dr *Massé*, d'incontestables succès.

On peut récolter la racine de la QUINTEFEUILLE en tout temps, mais lorsqu'on veut la conserver, c'est en automne qu'on doit de préférence la recueillir. Elle est de la grosseur du doigt, longue, couverte d'une écorce brunâtre, d'une couleur rougeâtre en dedans, on la fait sécher en plein air, on la coupe en rondelles, ou, mieux encore, on la taille en long, car elle n'est pas d'une épaisseur considérable.

Elle se prépare en décoction, à la dose de 30 à 40 gr. par litre d'eau.

La racine de QUINTEFEUILLE entre dans la composition de la thériaque, dans l'électuaire de Justin, de Nicolas d'Alexandrie, et dans le *martiatum*.

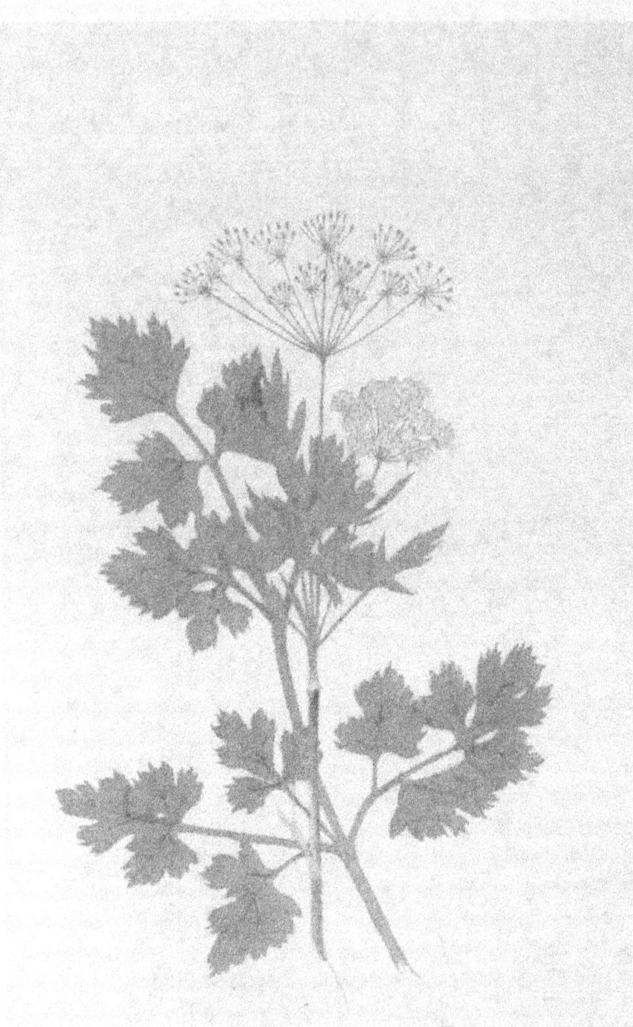

PERSIL.

APIUM PETROSELINUM.

PERSIL.

APIUM PETROSELINUM.

Famille des Ombellifères.

Etym.: Du grec Petros (pierre), et selinon (qui vient dans les pierres).

Syn. vulg.: Ache, Persil, Persin.

Plante de 40 à 80 cent. Tiges simples, fistuleuses, striées, glabres, émanant d'une racine conique, blanche, assez grosse, un peu rameuse. Feuilles luisantes, décomposées en folioles profondément incisées, à lobes aigus, les supérieures ordinairement à 3 segments entiers, lancéolés-linéaires. Fleurs d'un vert jaunâtre, petites, en ombelles de 15 à 16 rayons. Involucre de 6-8 folioles:

ombellules de 8-10, toutes linéaires. Fruits ovoïdes, allongés, veinés longitudinalement.

Le Persil est, dit-on, originaire de l'île de Sardaigne. Il est cultivé depuis fort longtemps, comme plante alimentaire, dans les jardins ; souvent naturalisé au voisinage des habitations. Il fleurit de juin en août. On recueille les semences à l'automne ; on arrache ses racines au printemps ou à la fin de l'été, pour les conserver. Quant aux feuilles, on les emploie toujours vertes, et on s'en procure facilement en toute saison.

On fait usage, en médecine, des semences, des feuilles et de la racine du Persil.

La racine fait partie des cinq racines apéritives ; elle est donnée en décoction, comme stimulant diurétique ou sudorifique, pour combattre l'hydropisie ou faciliter l'éruption de certains exanthèmes.

La semence du Persil est considérée comme carminative et préconisée contre les maux d'estomac avec flatuosités, quand il n'existe pas de gastrite chronique. Elles agissent à la manière de l'Anis, du Fenouil et de la Coriandre.

Les feuilles, à l'extérieur, sont résolutives, employées contre les engorgements des mamelles, appliquées fraîches et contuses sur ces organes, quand, toutefois, ces engorgements ne sont pas inflammatoires ou phlegmoneux.

Les différentes parties du Persil se préparent, savoir: En décoction (racine fraîche ou sèche), 15 à 30 gr. par litre d'eau. — L'infusion (semences), 4 à 8 gr. par litre d'eau. — Poudre (semences), 1 à 2 gr. — Le suc des feuilles, 120 à 140 gr., comme fébrifuge.

Le *Dʳ Ant. Bossu* rapporte que Dubois, de Tournai, aurait fait cesser des écoulements blennorrhagiques en administrant de ce suc une cuillerée à soupe le matin et autant le soir, et que l'emploi de *l'huile essentielle,* à la dose de 2 ou 3 gouttes par jour, contre la blennorrhagie, avait également réussi au professeur *Lallemand* dans des cas où la maladie avait résisté au Copahu ou à la Térébenthine.

Nous ne parlerons pas ici des propriétés culinaires du Persil, tout le monde les connaît et sait qu'il rend les mets plus sains , plus agréables , qu'il excite l'appétit et favorise la digestion. Mais nous tenons à prévenir les personnes qui craindraient de confondre le Persil avec la petite Ciguë , de cultiver le Persil a feuilles crispées, dont l'aspect est tout différent.

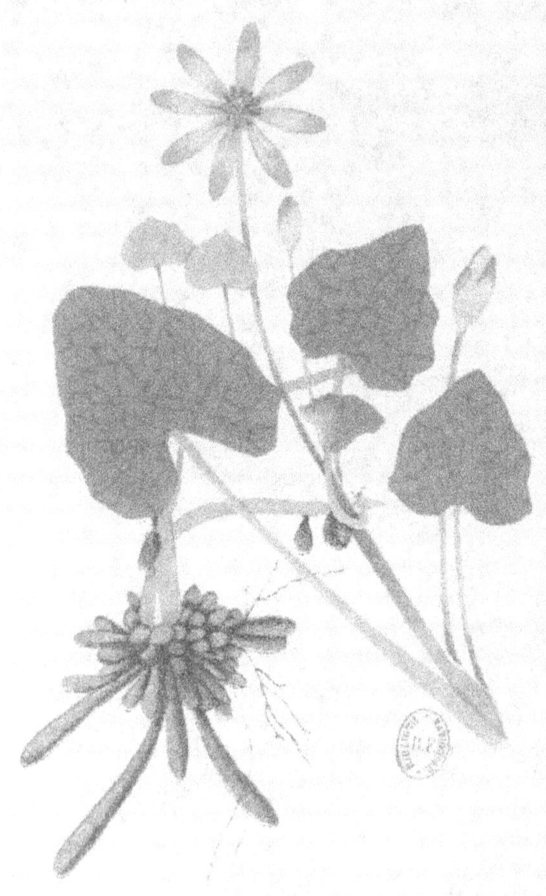

FICAIRE.

FICARIA RANUNCULOIDES.

FICAIRE.

FICARIA RANUNCULOIDES,

Famille des Renonculacées

Etym. :

Syn. vulg. : Petite – Chélidoine , Herbe – aux – Hémorrhoïdes ,
Billonnée , Clair-Bassin , Eclairette , Ganille , Grenouillette ,
Jauneau, Petite-Eclaire, Petite-Scrophulaire, Pissenlit doux ,
Pissenlit rond , Herbe-au-Fic.

Souche courte , à fibres radicales la plupart renflées,
charnues, oblongues–obovales. Tige de 10 à 20 cent.,
couchées ou ascendantes. Feuilles épaisses, luisantes,
d'un vert foncé, quelquefois tachées de noir à la face
supérieure, crénelées à crénelures larges peu profondes

quelquefois obscurément, 3-5 lobées, à pétiole dilaté
inférieurement en une gaîne membraneuse assez ample.
Pédoncules allongés. Fleurs d'un beau jaune, à pétales
oblongs, souvent verdâtres en dehors, à base transpa-
rente. Carpelles nombreux en capitules globuleux, à
bec presque nul.

Cette plante fleurit de mars à mai et est commune
dans les lieux frais, dans les bois montueux, au bord
des haies. Sa racine, surtout avant la floraison de la
plante, a une saveur amère, âcre et un peu nauséeuse.
On en a recommandé l'usage dans le traitement des
scrophules et contre les hémorrhoïdes ; quelques-uns
même ont ordonné les feuilles de la Ficaire comme
anti-scorbutiques. Il est vrai que, dans quelques contrées du Nord, on mange ces mêmes feuilles, soit en
salade, soit cuites comme les herbes potagères ; mais
alors il faut avoir bien soin de n'en faire usage que
quand elles sont jeunes, car, plus tard, elles deviennent
vénéneuses et causeraient un véritable empoisonnement.

Boerhaave a donné la décoction de la racine de Ficaire,
jusqu'à la dose de 2 onces, pour guérir les hémorrhoïdes. On faisait autrefois, pour le même usage, un
onguent, en la cuisant avec du beurre et du saindoux ;
cependant, quoiqu'appliqué extérieurement, cet on-

guent peut devenir dangereux par une suppression trop précipitée des hémorrhoïdes et occasionne les plus redoutables complications. Aussi conseillerons-nous toujours, et cela par expérience, de chercher à calmer cette indisposition souvent passagère, par des bains de siège, des fumigations, des lotions émollientes, un régime doux, plutôt que d'avoir recours à de prétendus spécifiques qui souvent ne guérissent rien.

Les usages thérapeutiques de la FICAIRE sont aujourd'hui complètement abandonnés.

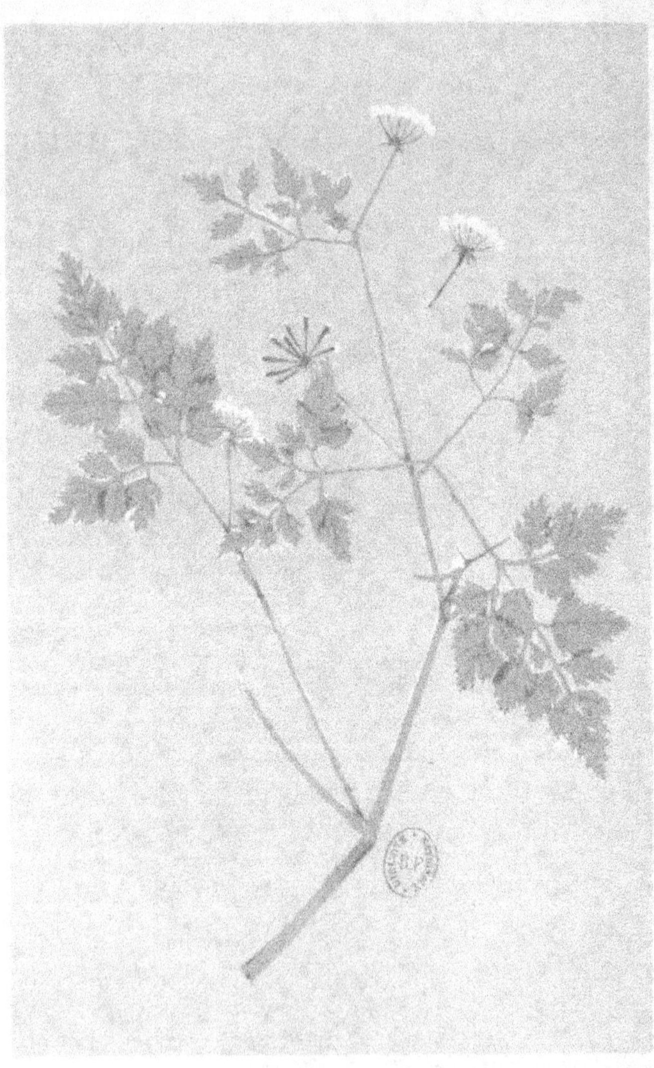

CERFEUIL.

SCANDIX CEREFOLIUM.

CERFEUIL.

SCANDIX CEREFOLIUM.

Famille des Ombellifères.

Étym. : Du grec KAIRÔ (je me réjouis), PHULLON (feuille).

Syn. vulg. : Cerfeuil cultivé.

Plante annuelle, herbacée, à souche fusiforme,
blanche en dedans, roussâtre en dehors. Tiges de 40 à
80 cent., striées, rameuses, pubescentes au-dessus des
nœuds. Feuilles à nervures légèrement poilues, à segments courts, pinnatipartits, à lobes incisés ou entiers.
Fleurs blanches, petites, en ombelles latérales et presque
sessiles, à 3-5 rayons pubescents. Involucelles à 4-3
folioles. Fruit oblong-linéaire, lisse, à bec long, cylindrique.

Le Cerfeuil est connu depuis longtemps et n'était probablement pas ignoré de *Théophraste*. Il croissait dans les champs de la Grèce, comme il croît dans ceux des contrées méridionales de l'Europe. Plusieurs auteurs pensent qu'il est désigné dans *Dioscoride* sous le nom de *Gingidion* ou sous celui de *Scandix* (*Hoefer*).

On le cultive dans tous les jardins pour ses propriétés médicinales, économiques et surtout culinaires. A l'état frais, il exhale une odeur agréable et imprime sur la lange une saveur légèrement piquante, analogue à celle de l'anis ; son arôme disparaît en partie par l'ébullition.

Le Cerfeuil est légèrement stimulant, diurétique et résolutif. On prescrit le suc de ses feuilles à l'intérieur, comme apéritif, désobstruant, contre l'ictère, les engorgements du foie, les affections des voies urinaires. Mais c'est principalement à l'extérieur que cette plante est employée, soit en cataplasmes ou en lotions, contre les hémorrhoïdes, les engorgements laiteux, les démangeaisons des organes génitaux, l'ophthalmie, l'érysipèle, etc.

Elle se prépare de la manière suivante :

Infusion : 30 à 60 gr. par litre d'eau ou de petit lait ;

Décoction : Mêmes proportions ;

Suc dépuré : 50 à 100 gr., pris seul ou dans du petit lait.

Feuilles cuites (dans de l'eau ou dans du lait) : On en fait un cataplasme qu'on applique sur les tumeurs hémorrhoïdales, sur les mamelles engorgées. Ce cataplasme, placé à nu sur les paupières et aidé de lotions avec la décoction de CERFEUIL, produit d'excellents résultats dans l'ophthalmie.

Feuilles pilées : L'application extérieure de CERFEUIL est un remède populaire contre les contusions, les plaies légères et les coupures.

Il existe d'autres espèces de CERFEUIL dont quelques-unes sont cultivées, notamment le :

Cerfeuil musqué (*Scandix odorata*), Cerfeuil anisé, Cerfeuil d'Espagne, Cicutaire odorante, Fougère mus-quée, Myrude odorante, Persil-d'âne de Lobel. Cette plante répand une odeur qui se rapproche de l'anis. Ses feuilles fraîches, aromatiques, sont très-recherchées comme assaisonnement par les Suédois, et les racines sont employées comme potagères par les habitants de la Silésie. Sa tige est forte, fistuleuse et cannelée ; ses feuilles molles, très-grandes, un peu velues ; les semences longues, luisantes, à cannelures profondes.

Et le Cerfeuil bulbeux (*Chærophyllum bulbosum*). Sa racine, fusiforme comme la carotte, est féculente et se mange comme la pomme de terre ; elle est très-estimée des gourmets.

Le Cerfeuil sauvage (*Chœrophyllum sylvestre*), s'annonce par un aspect rustique, par une odeur désagréable, presque fétide ; il croît naturellement dans tous les prés et ressemble beaucoup à la Ciguë. Sa tige est haute, striée, velue à sa partie inférieure ; les feuilles grandes, deux ou trois fois ailées, les folioles allongées, pinnatifides, aiguës ; les fleurs blanches ; les fruits luisants, d'un brun noirâtre. Son odeur et sa saveur un peu amère rendent cette plante suspecte ; elle passe même pour nuisible dans les prairies ; les troupeaux l'évitent : cependant, on dit que les ânes l'aiment beaucoup, ce qui l'a fait nommer *Persil d'âne.*

Ses fleurs donnent une couleur jaune, et ses tiges teignent en vert.

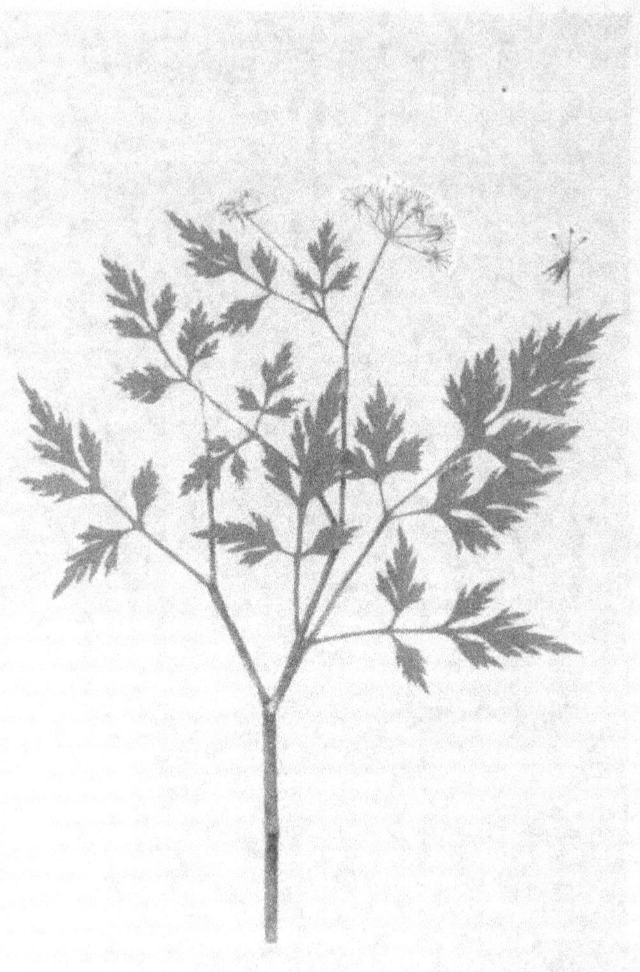

PETITE CIGUE.
ÆTHUSA CYNAPIUM.

ETHUSE ou PETITE CIGUE.

ÆTHUSA CYNAPIUM.

Famille des Ombellifères.

Etym.: Æthusa lui vient du grec (je brûle), et cynapium, qui
est tiré de la même langue, signifie (Persil de chien).

Syn. vulg.: Ache-des-Jardins, Cicutaire-folle, Cigüe-des-Jardins,
Persil-bâtard, Faux-Persil, Persil-de-Chat, Persil-du-Chien,
Ache-des-Chiens.

Plante annuelle de 60 cent. au plus de hauteur.
Tige dressée, finement striée, rameuse, ordinairement glaucescente. Feuilles d'un vert foncé, d'une
consistance molle, tripinnées, à folioles étroites,
aiguës et incisées. Fleurs blanches, un peu verdâtres à

la base, en ombelle planes, de 15 à 20 rayons inégaux, étalés, ceux de la circonférence plus longs. Pas d'involucre ; involucelles de 4 à 5 folioles linéaires rabattues. Fruit globuleux.

La PETITE CIGUE est en fleurs depuis le mois d'avril jusqu'en automne. Elle est commune dans les jardins, au milieu des légumes, le long des haies, dans les terrains bien remués, les lieux cultivés, près des vieux murs. Ses propriétés sont les mêmes que celles de la GRANDE CIGUE ; mais comme elle ressemble beaucoup au Persil, elle est plus à redouter à cause des méprises auxquelles elle peut donner lieu. Elle est, du reste, sans usage en médecine.

Les caractères de la PETITE CIGUE sont assez tranchés pour que l'on puisse la distinguer du Persil, comme nous le dirons ci-après.

Il faut reconnaître, néanmoins, que pour des yeux inattentifs, la ressemblance est assez grande.

Quand cette plante est en fleurs ou en fruits, on l'en distingue assez bien à cause de ses longues collerettes réfléchies, de ses semences arrondies et striées. Le Persil, lui, est vivace et pourvu d'un involucelle complet. Si vous cueillez l'ETHUSE ou PETITE CIGUE en feuilles, vous vous tromperez plus facilement ; dans ce cas, il convient de se souvenir que les feuilles du *Persil* sont *vert clair*, tandis que celle de l'ETHUSE sont d'un vert plus ou moins foncé. L'odeur du Persil est agréable ; les feuilles de l'ETHUSE, froissées entre les doigts, répandent une odeur fétide, nauséeuse.

Les accidents causés par la PETITE CIGUË comme par la GRANDE CIGUË, sont sans doute moins graves dans notre climat où la plante n'acquiert pas les mêmes propriétés délétères que sous le soleil de la Grèce ; mais cependant, suivant la dose, ils peuvent occasionner la mort. Tous les ans, d'ailleurs, les journaux enregistrent de nouveaux cas d'empoisonnement par la PETITE CIGUË.

C'est, en un mot, un poison narcotico-âcre des plus dangereux.

Il existe une troisième espèce de CIGUË, c'est la CIGUË VIREUSE, la plus dangereuse des trois, mais aussi la plus rare. Son habitat nous préserve autant que son aspect nous prévient.

La CIGUË VIREUSE (*Sicuta virosa*), connue aussi sous les noms de *Cicutaire aquatique*, *Ciguë d'eau*, *Ciguë-des-marais*, *Persil-de-chat*, *Persil-du-Crapaud*, *Persil-des-fous*, se rencontre au bord des étangs et des marais tourbeux, dans le Nord et l'Est de la France. Elle a été signalée dans les environs de Beauvais, à l'ITALIENNE, et à ONS-EN-BRAY.

Les feuilles sont grandes, à segments lancéolés,

étroits, aigus et dentés. Il n'y a guère que la racine qui, recueillie quelquefois comme racine de *panais*, a donné lieu à des accidents funestes.

Le médication contre l'empoisonnement de ces deux dernières espèces est la même que celle indiquée pour la *grande Ciguë* (Conium maculatum), 81° fascicule.

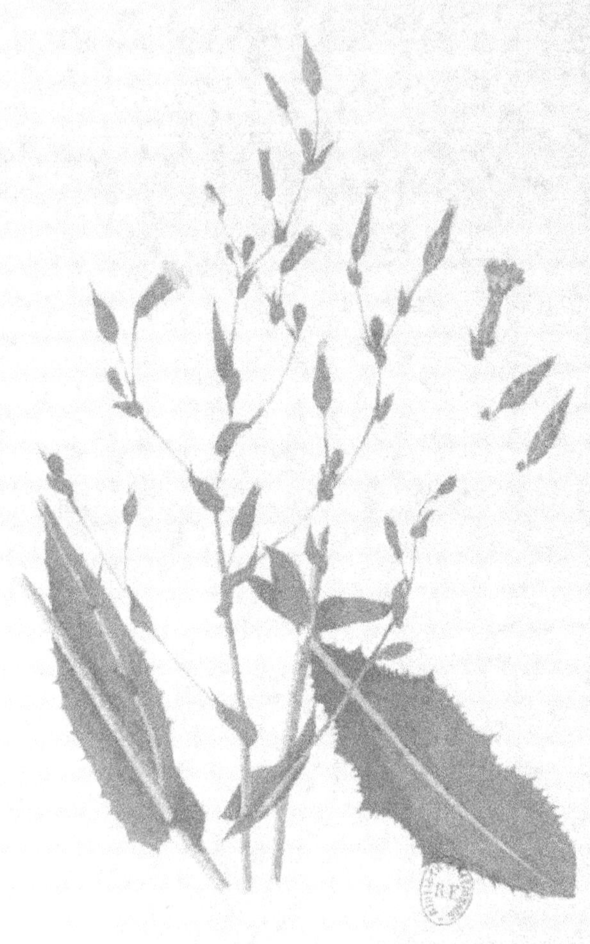

LAITUE VIREUSE.

LACTUCA VIROSA.

LAITUE VIREUSE.

LACTUCA VIROSA.

Famille des Composées.

Etym.: De Lac (lait), par allusion au suc blanc de cette plante.

Syn. vulg.: Laitue-sauvage, Laitue-papavéracée, Laitue-fétide,
Laitue-méconide, Lerceron.

Plante bisannuelle, ayant beaucoup de rapports avec
la Scariole *(Scariola)*, dont elle est une variété. Taille
de un à deux mètres. Tige dressée, robuste, rameuse,
hérissée d'aiguillons dans sa partie inférieure ordinairement colorée en violet. Feuilles toujours am-

plexicaules, sagittées, ovales ou oblongues, à bords
ciliés-épineux, munies de petits aiguillons en dessous,
seulement sur la nervure médiane, entières ou sinuées.
Capitules nombreux, pédicellés, disposés en grappe le
long des rameaux, et formant par leur ensemble une
vaste panicule étalée et pyramidale. Involucre à folioles
ordinairement teintes en violet. Fleurs jaunâtres.
Akènes d'un pourpre noir, glabres, non hérissés au
sommet.

Floraison juin à septembre.

La LAITUE VIREUSE croît dans les lieux incultes, dans
les décombres, au bord des chemins.

Elle diffère de la Laitue scariole par plusieurs caractères, d'abord par ses feuilles étalées, généralement
moins découpées, par sa teinte presque toujours
violacée et, surtout, par ses akènes noirâtres et non
hispides au sommet. Elle contient dans toutes ses
parties, de même que la Scariole, mais en plus grande
quantité, un suc laiteux très abondant, d'une saveur
âcre et amère qui exerce une action stupéfiante sur
l'économie.

La LAITUE VIREUSE exhale une odeur désagréable;
elle est très vénéneuse. Les animaux n'y touchent pas.

Cette plante a été regardée comme calmante, diurétique, diaphorétique et légèrement laxative. On l'a

employée avec quelques succès dans l'hydropisie ascite, la jaunisse, les engorgements viscéraux et dans les maladies nerveuses.

Si la LAITUE VIREUSE est loin d'être aussi active que l'opium elle n'en a pas non plus les inconvénients, car elle ne produit pas la constipation et l'estomac la supporte mieux.

On en retire un extrait qui peut être employé à très petite dose, comme narcotique, mais qui inspire beaucoup moins de confiance que l'opium. *Orfila* dit que pour amener des résultats, cet extrait doit être administré à la dose de quatre grammes au moins, et il constate que huit grammes tuent un chien.

Le suc lactescent de la LAITUE VIREUSE sert quelquefois à falsifier l'opium.

La dose à l'intérieur du suc de la LAITUE VIREUSE est de vingt centigr. à cinquante grammes progressivement.

La teinture se prépare avec une partie en poids de feuilles fraiches et de deux parties d'alcool à quatre-vingt-cinq degrés, et s'emploie depuis dix centigr. à cinq grammes en pilules en potion, etc.

A l'extérieur, la décotion de la plante s'emploie en fomentations, les feuilles en cataplasmes, et la teinture en frictions.

L'eau distillée des feuilles appaise la soif dans les

fièvres ardentes. Nous recommandons toujours la circonspection quand il s'agit de médicaments qui peuvent dans certaines de leurs préparations présenter un danger.

C'est de la tige de la Laitue cultivée *(Lactuca sativa)* que l'on retire par incision un suc blanc qui, une fois évaporé, constitue le *Lactucarium*.

Le suc exprimé des tiges contusées, évaporé, devient la Thridace.

Les poètes antiques ont chanté cette laitue qui, de temps immémorial, a joui de la réputation d'apaiser les ardeurs amoureuses. *Matthiole* prête le même pouvoir à la LAITUE VIREUSE. La semence, dit-il, « fait « perdre les songes et imaginations d'amour, tout « ainsi que celle de la Laitue des jardins, et oste « l'apétit de luxure, son jus fait le même, mais non « avec si grande opération. »

Lui-même a expérimenté ses effets et paraît en avoir été satisfait, car il dit encore, qu'elle lui a servi à tempérer les ardeurs de son jeune âge, et qu'il en a obtenu le sommeil qui fuyait sa viellesse.

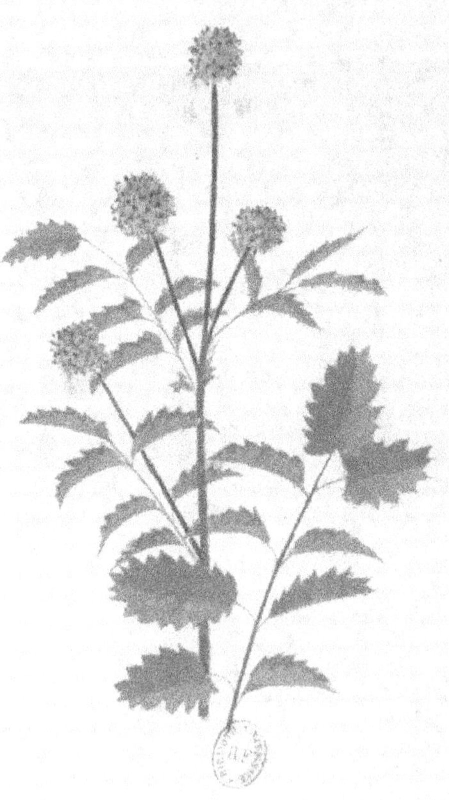

PIMPRENELLE.

POTERIUM SANGUISORBA.

PIMPRENELLE.

POTERIUM SANGUISORBA.

Famille des Rosacées.

Etym.: Le nom de SANGUISORBA lui vient de ses prétendues
vertus antihémorrhagiques.

Syn. vulg.: Bipinelle, Petite-Pimprenelle, Pimprenelle-San-
guisorbe.

Plante vivace de 40 à 90 cent. de hauteur, à souche
presque ligneuse. Tiges dressées, sillonnées-anguleuses,
rameuses supérieurement, glabres, plus rarement
pubescentes. Feuilles imparipinnées à 11-17 folioles
arrondies et dentées d'un vert glauque en dessous,

quelquefois munies de stipules dentées. Fleurs verdâtres, mêlées de pourpre, disposées en épis terminaux,
subglobuleux très-compactes, ordinairement polygames,
les femelles à la partie supérieure de l'épi, les mâles
et les hermaphrodites au-dessous. Dans celles-ci les
étamines dépassent le calice, qui est à quatre divisions,
caduc, et sont pendantes après la fécondation ; dans les
femelles il y a deux styles à stigmate en pinceau. Deux
akènes, rarement trois renfermées, dans le tube du
calice.

La Pimprenelle croît dans les prairies élevées, les
pâturages montueux, les lieux incultes, au bord des
chemins, et fleurit tout l'été. On la cultive dans les
jardins potagers et on l'emploie comme assaisonnement
dans les salades, dont elle relève la fadeur par sa saveur
agréable et piquante.

Les feuilles de cette plante sont odorantes-aromatiques,
d'une saveur amère, un peu styptique et poivrée. Elles
ont été vantées comme diurétiques, astingentes et
vulnéraires et auraient, à ce qu'il paraît, la propriété
d'activer la secrétion du lait, étant appliquées sur les
seins. Mais c'est en qualité de condiment que la Pimprenelle a presque toujours montré ses vertus médica-
menteuses. On prétend que les personnes qui mangent
de la Pimprenelle ont les urines plus faciles. On a

même essayé d'appliquer des cataplasmes de PIMPRE-
NELLE pilée sur le bas ventre des gens qui n'urinaient
pas bien et l'on a eu lieu de s'en applaudir. Il est
démontré qu'une infusion de cette plante, qui est douée
d'un aromate spécial pourrait très bien servir de
tisanne dans toutes les affections de la vessie.

La teinture de PIMPRENELLE a été préconisée contre
la gravelle et les maux de reins. A l'intérieur comme à
l'extérieur la PIMPRENELLE jouit de la réputation d'étan-
cher le sang, d'où son nom de Sanguisorbe.

Dans l'économie rurale, on peut tirer de grands
avantages de cette plante dont la culture n'est ni incer-
taine ni dispendieuse. C'est un excellent fourrage, sèche
et privée de sa graine. Les vaches, les brebis et les
chèvres sont très friandes de la PIMPRENELLE qui leur
fournit de très bon lait dont elle augmente la sécrétion.

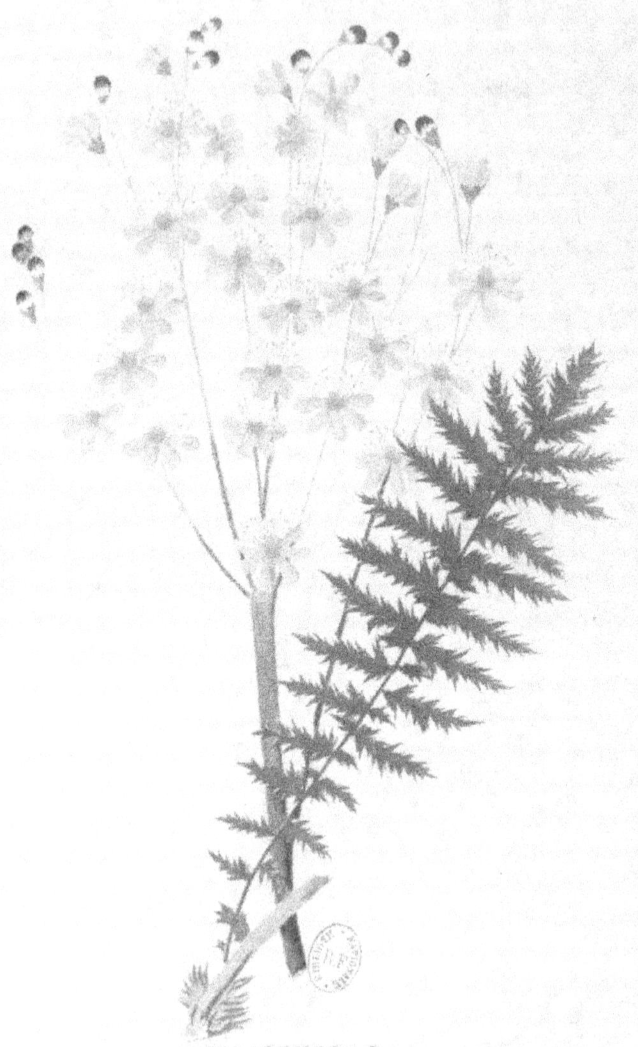

FILIPENDULE.

SPIRÆA FILIPENDULA.

FILIPENDULE.

SPIRÆA FILIPENDULA.

Famille des Rosacées.

Etym.: Du latin FILUM (fil), PENDULUS (pendant), de la forme des
racines. SPIRÆA, ce nom était employé chez les Grecs pour
désigner un arbrisseau dont les rameaux servaient à faire
des guirlandes (hœfer).

Syn. vulg.: Saxifrage-rouge.

Plante vivace de trente à soixante centimètres de
hauteur à souche à fibres radicales offrant, près de
leur extrémité, des renflements ovoïdes. Tige dressée,
ordinairement simple donnant naissance supérieurement aux rameaux de l'inflorescence. Feuilles pinnati-

séquées, à folioles alternes, quelquefois opposées, dont chaque côté est incisé et denté inégalement et entre lesquelles en sont d'autres, très petites ; stipules dentées. Fleurs blanches ou rougeâtres en dehors, odorantes, disposées en corymbes terminaux. Calice à cinq divisions, dépourvu de calicule. Corolle à cinq pétales. Étamines en nombre indéfini. Carpelles peu nombreux, pubescents, non contournés en spirales.

La FILIPENDULE se rencontre dans les clairières des bois, sur les côteaux secs et sablonneux, où elle fleurit en juin, juillet. Elle est fréquemment cultivée dans les jardins. Les racines se récoltent vers la fin de l'automne, à l'état frais, leur odeur rappelle celle de la fleur d'oranger. Elles contiennent un principe amilacé qui devient gélatineux par la décoction. C'est un léger astringent.

Autrefois la FILIPENDULE était regardée comme astringente, résolutive et diurétique. On faisait sécher et réduire en poudre ses racines et ses petits tubercules qu'on donnait, à la dose d'un gros (quatre grammes) dans un verre de vin blanc, avec une infusion de parietaire pour la gravelle ; on l'employait à la même dose dans du vin rouge pour les fleurs blanches. Cette poudre était encore recommandée contre la dissenterie, l'asthme, etc.

Extérieurement, on appliquait en cataplasmes les racines de la FILIPENDULE sur les tumeurs des hémorroïdes.

Aujourd'hui, cette plante est rayée de la classe des médicaments et il n'en est plus question dans les officines de pharmaciens. A quoi cela peut-il tenir? Un peu à ce que cette plante mal recueillie, mal préparée, n'a pas toujours produit les résulats attendus, et beaucoup sans doute aux équivalents que l'on a cru rencontrer dans des produits exotiques.

Les tubercules de la FILIPENDULE fournissent une fécule amilacée, saine et nourrissante qui, en temps de disette, peu rendre d'utiles services. Les porcs sont si avides de ces tuburcules qu'ils bouleversent le terrain pour les déterrer.

On prétend que la plante entière peut servir pour tanner le cuir.

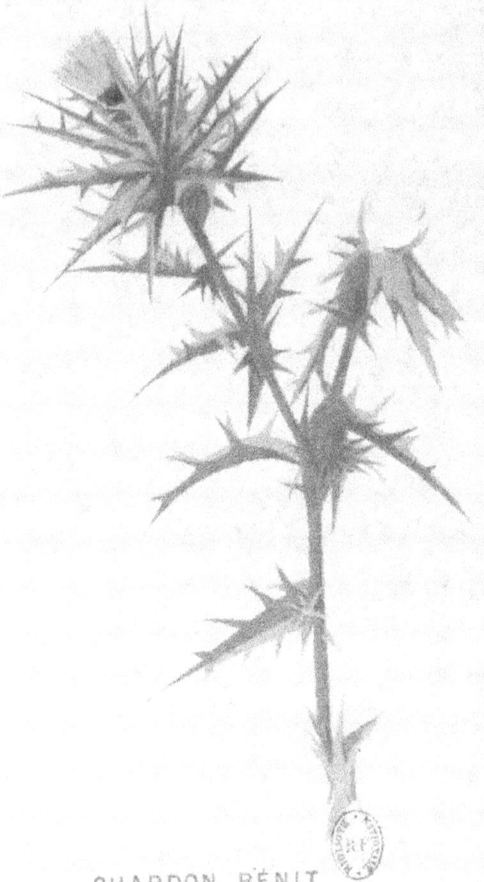

CHARDON BÉNIT.

CENTAUREA BENEDICTA.

CHARDON BÉNIT.

CENTAUREA BENEDICTA (LIN).

Famille des Composées.

Etym.: De CARDUUS.

Syn. vulg.: Echardon, Cardon, Cardron, Centaurée, Chardon-bénit, Carthame-laineux, Chardon-bénédict.

Plante annuelle, pubescente, taille de 30 à 60 centim. Tige dressée, rougeâtre, laineuse, presque quadrangulaire, rameuse à rameaux divariqués. Feuilles d'un vert pâle, blanches sur les nervures, oblongues, sinuées-pinnatifides ou sinuées-dentées à divisions terminées

par une petite épine, les radicales pétiolées, les caulinaires sessiles, un peu décurrentes. Capitules assez
gros, ovoïdes-coniques, solitaires au sommet de la
tige et des rameaux. Involucre pubescent aranéeux.
Fleurs d'un jaune safrané.

Floraison de mai à juillet.

Le Chardon bénit est originaire d'Espagne, et l'une
des plantes les plus estimées du moyen âge.

Matthiole recommande le Chardon bénit contre l'épilepsie chez les enfants. *Chomel* répute cette plante un
contre-poison égal à l'Angélique, soit pris intérieurement, soit appliqué à l'extérieur. Il lui attribue la
propriété de chasser des jardins où il est planté les
taupes et autres petites bêtes nuisibles. Il recommande
sa décoction contre les vers, et il est d'accord avec
quelques auteurs modernes pour lui reconnaître la
propriété de guérir les vieux ulcères, pris en décoction
intérieurement, et par lotions sur les plaies.

L'usage interne du Chardon bénit rend l'urine fétide.

A. Paré employait souvent des topiques composés
d'eau de *Roses* et de Chardon bénit.

La graine de cette plante, dit *O. de Serres*, est en
usage dans certaines contrées pour faire cailler le lait.

En 1837, *Nativelle* a tiré du Chardon bénit un principe cristallisable qu'il a désigné sous le nom de CNICINE, de *Cnicus*. Quelques botanistes ayant donné le nom de *Cnicus benedictus* au CHARDON BÉNIT. D'après *Bouchardat*, ce principe serait supérieur à la Salicine dans le traitement des fièvres intermittentes.

Si nous possédons aujourd'hui des moyens plus énergiques pour satisfaire à quelques indications où le CHARDON BÉNIT peut jouer un rôle actif, il n'en est pas moins vrai que les propriétés que lui prêtaient les anciens sont encore préconisées de nos jours.

On emploie les fleurs, les feuilles et les semences.

Le CHARDON BÉNIT entre dans la composition du vinaigre thériacal, dans le sirop de mélisse composé, dans le sirop antiscorbutique, dans l'huile de scorpion de *Matthiole*, et dans le martiatum de *Nicolas d'Alexandrie*. Ses semences entrent dans l'opiat de *Salomon de Joubert*.

A l'intérieur, le CHARDON BÉNIT se prend en infusion ou en décoction de 45 à 60 grammes par litre d'eau.

Son suc exprimé, de 30 à 100 grammes.

La macération vineuse se fait avec la plante, de 150 à 160 grammes par litre de vin.

Les semences en émulsion, 2 à 4 grammes.

L'extrait en pilules ou délayé dans du vin, de la bière, ou toute autre boisson.

Le CHARDON BÉNIT s'emploie aussi en eau distillée et en teinture.

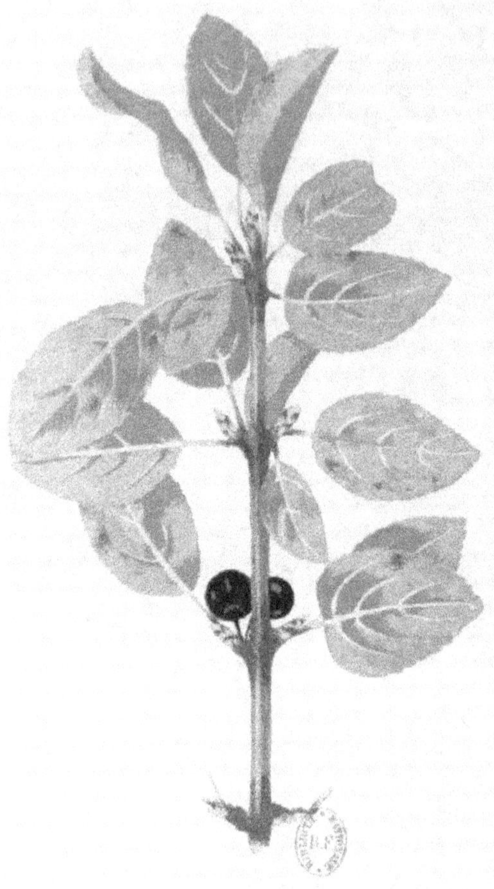

NERPRUN.

RHAMNUS CATHARTICUS,

NERPRUN.

RHAMNUS CATHARTICUS.

Famille des Rhamnées.

Etym.: RHAMNUS, du grec (*Rhamnos*), nom du NERPRUN (A. Bossu).

Syn. vulg.: Nerprun-cathartique, Noirprun, Epine-de-Cerf, Bourg-Epine, Quémot, Raisin-de-Chèvre.

Arbrisseau plus ou moins élevé, ordinairement très rameux, à rameaux souvent opposés, offrant à leurs bifurcations une épine (rameau terminal avorté). Feuilles opposées, pétiolées, ovales aiguës, dentées, glabres, convergentes. Fleurs petites, d'un jaune ver-

dâtre très souvent dioïques, réunies plusieurs ensemble
le long ou au sommet des rameaux latéraux qui sont
courts, et à l'aisselle des feuilles. Calice tubuleux à sa
base à cinq divisions. Corolle à quatre pétales très
petits. Etamines ordinaires, quatre. Fruit noir.

Le NERPRUN se rencontre dans les bois, les taillis
humides, les haies et aux lieux incultes. Il fleurit de
mai à juin et fructifie d'août à septembre. On cultive
cet arbrisseau dans les bosquets, où il produit un effet
assez agréable, par son feuillage d'un vert foncé, en
contraste avec celui de la plupart des autres arbustes.
Il est encore mieux employé à former des haies d'une
bonne défense, étant armé de fortes épines et d'un
grand nombre de rameaux. La récolte de ses fruits
doit se faire en octobre. Le suc en est vert, devenant
d'un rouge vif très prononcé, dont le principe actif est
la *Rhamnine*.

Les baies du NERPRUN sont seules employées. Elles
ont une odeur peu agréable lorsqu'on les écrase, et une
saveur âcre, amère et nauséabonde. Elles sont purgatives, mais ne conviennent guère qu'aux tempéraments
robustes. Les habitants des campagnes en font un
usage fréquent pour se purger, ils en avalent de dix à
vingt, fraîches ou sèches, et mangent immédiatement
après de la bouillie pour émousser l'action irritante de

ces pilules toutes préparées par la nature. Ils les emploient aussi en décoction au nombre de 40 à 60 pour un litre d'eau environ en y ajoutant un peu de miel.

Ces baies sont utilisées en pharmacie pour faire un sirop qui est employé dans les hydropisies essentielles, les dartres chroniques, la colique de plomb ; ou pour agir révulsivement sur le canal intestinal dans les cas d'apoplexie, de congestions cérébrales et de paralysies. Il entre aussi dans les potions purgatives, et quelques praticiens administrent ce sirop souvent seul dans un peu de décoction mucilagineuse.

Le NERPRUN est une vieille plante dont les propriétés étaient connues des anciens. *Hippocrate, Galien* en faisaient usage.

Plus récemment, suivant le D* *Cazin*, *Linné* prescrivait un gros (4 grammes) de graine de NERPRUN torréfiée et pulvérisée, ou deux gros (8 grammes) en décoction. — *Tournefort* en administrait depuis 4 grammes jusqu'à 6, sèches et pulvérisées dans un peu de conserve d'orange, ou bien 15 ou 20 baies bouillies pendant une demi-heure dans un bouillon avec un demi-gros (2 grammes) de crème de tartre. Cette purgation est douce et ne cause aucune tranchée.

Quoiqu'il en soit, comme les baies de NERPRUN ont un effet drastique d'une action aussi sure qu'énergique, qui ne saurait convenir à tous les tempéraments, ce n'est qu'aux médecins qu'il appartient d'en ordonner l'emploi.

On rencontre dans les squares, les jardins d'agrément, les bosquets qu'il embellit pendant toutes les saisons, le NERPRUN ALATERNE *(Rhamnus alaternus L.)* charmant arbrisseau, d'un feuillage brillant, toujours vert, quelquefois agréablement panaché de jaune, de vert et de blanc. Ses feuilles sont arrondies ou lancéolées, épaisses et dentées, ressemblent à celles des *Filaria*, mais elles sont alternes et non opposées, variables dans leur forme. Les fleurs sont petites, nombreuses, monoïques ou dioïques, ordinairement privées de corolle et disposées en panicules très courtes, axillaires. Leur fruit est une petite baie, d'abord rougeâtre, noire à sa maturité, renfermant trois semences.

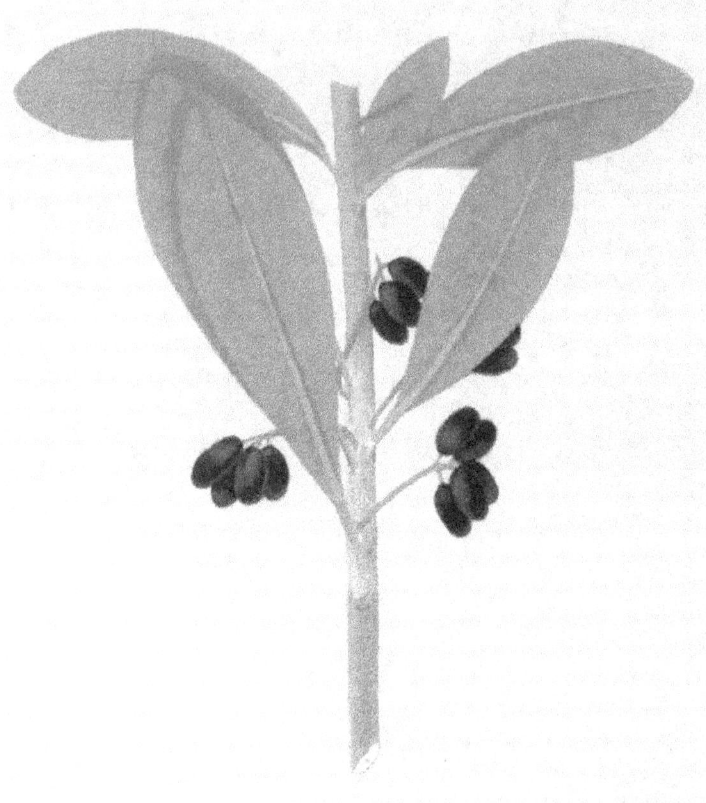

DAPHNÉ.

DAPHNE LAUREOLA.

DAPHNÉ

DAPHNE LAUREOLA

Famille des Thyméléacées.

Etym.: De grec DAPHNE: LAURIER, à cause de la forme des feuilles.

Syn. vulg.: Lauréole, Lauréole-mâle, Laurier-des-Bois, Laurier-épurge, Laurier-purgatif, Thyméléa-à-feuilles-de-Laurier, Auriole.

Sous-arbrisseau de 50 à 80 centimètres de hauteur, à tige robuste, flexible, rameuse au sommet. Feuilles alternes, rapprochées en rosette au sommet des rameaux, lancéolées ou oblongues-aiguës, atténuées à la base, entières, glabres, luisantes, d'un vert foncé, coriaces, persistantes. Fleurs disposées en petites grappes axillaires penchées, 3-7 flores. Calice coloré pétaloïde, d'un jaune verdâtre. Etamines 8. Fruit noir.

La Lauréole se rencontre dans les bois montueux. Elle fleurit en mars et avril et fructifie en juin. C'est une plante qui aime l'ombre.

Il existe une autre espèce de DAPHNÉ que l'on rencontre également dans les bois de notre région et que l'on cultive dans les jardins, qui a les mêmes propriétés que la LAURÉOLE. Nous voulons parler du *Daphne mezereum* qui porte les noms de : Mézéréon, Faux-Garou, Lauréole femelle, Lauréole gentille, Bois d'Oreille, Merlion, Bois gentil, Merlin, Malherbe, Tramentel, Jolis Bois.

Le Bois gentil est un arbuste élégant qui atteint un mètre et plus de hauteur. Il se distingue par ses feuilles d'un vert foncé en-dessus, un peu glauques en-dessous, caduques et ne se développant qu'après les fleurs. Ses fleurs sont odorantes, son calice rose ou d'un pourpre rougeâtre et ses fruits rouges.

Les feuilles fraîches, les fruits, frais ou conservés, ainsi que les écorces de ces plantes font éprouver quand on les mâche un certain temps, une sensation âcre et brûlante qui s'étend jusqu'au gosier et qui ne se dissipe que lentement.

A dose un peu forte, les Daphnés sont des poisons violents. Ce sont des médicaments dangereux qui ne doivent être maniés que par des praticiens expérimentés lorsqu'il s'agit de les employer à l'intérieur comme dépuratifs, fondants et drastiques. Entre leurs mains, dit le Dr *Saffray*, ces plantes peuvent amener des cures innattendues dans l'hydropisie, le rhumatisme chronique, les scrofules, les tumeurs indolentes, les engorgements et les affections dartreuses.

Elles étaient du reste connues et employées dès la plus haute antiquité.

C'est au genre Daphné qu'appartient le Garou, *Daphné Cnidium*. Cette espèce est originaire des contrées méridionales de l'Europe et fuit les climats un peu froids.

Toutes les parties du Garou sont âcres, corrosives, particulièrement son écorce. Cette plante est employée aux mêmes usages que les précédentes.

Les semences du Garou sont désignées dans les pharmacies sous les noms de *Cnidii Semina* ou *Granum Cnidium*.

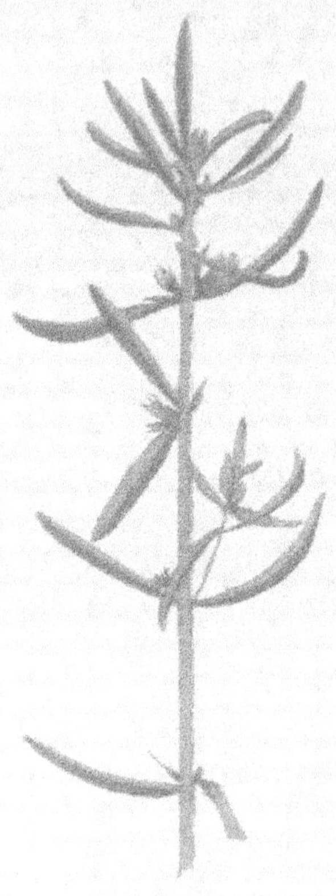

SARRIETTE.

SATUREIA HORTENSIS.

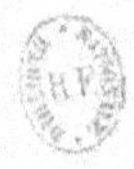

SARRIETTE.

SATUREIA HORTENSIS.

Famille des Labiées.

Etym.: Du latin SATUREIA, dérivé de *Satyrus*, à cause de la
vertu aphrodisiaque attribuée aux Sarriettes (A. Bossu).

Syn. vulg.: Sarriette-des-Jardins, Sauriette, Savourée, Savorée,
Sadrée, Herbe-de-Saint-Julien.

Plante annuelle de 20 à 30 centimètres environ. Tige
dressée, raide, rameuse au sommet surtout, velue, d'un
vert rougeâtre. Feuilles opposées, lancéolées-linaires,
atténuées à la base en un court pétiole. Fleurs d'un
blanc rosé, ou lilas ponctué de rouge, assez petites,

disposées par 2-3 à l'extrémité de spédoncules axillaires. Calice tubuleux à cinq dents. Corolle tubuleuse et bilabiée, à lèvre supérieure droite, échancrée, l'inférieure étalée à trois lobes. Etamines 4. Style sétacé à deux stigmates recourbés.

Originaire de la région méditerranéenne, la SARRIETTE est fréquemment cultivée dans les jardins potagers pour les usages culinaires où elle fleurit de juillet à août.

Cette plante se distingue par son odeur forte, aromatique, pénétrante, une saveur chaude, piquante, légèrement amère. Elle donne à l'analyse un peu d'huile volatile, etc. Elle se rapproche du Thym, du Serpolet, du Pouliot, par ses propriétés qui sont stimulantes, toniques, diurétiques. Bien que la médecine l'ait à peu près abandonnée aujourd'hui, peut-être parce qu'elle est d'un emploi fréquent en cuisine, elle est cependant très utilement utilisée comme vermifuge et antipsorique. On l'a crue aussi aphrodisiaque.

Les sommités de la SARRIETTE s'emploient en infusion à la dose de 4 à 8 grammes pour 750 grammes d'eau, que l'on prend par tasses le matin, contre les vers ; et de 15 à 30 grammes pour un litre d'eau en lotions deux fois par jour contre la gale.

On trouve sur les montagnes un peu élevées, aux

lieux stériles et pierreux du Midi de la France, la
SARRIETTE de montagne *(Satureia montana)*. Plante sous-
frutescente à odeur aromatique pénétrante, à feuilles
étroites, lancéolées, très- aiguës, un peu chagrinées et
ponctuées en-dessous. Les fleurs sont blanches axillaires,
réunies deux ou trois sur le même pédoncule. Cette
espèce paraît acclimatée dans les environs de Paris. Elle
est abondante du côté de Nemours.

Il existe plusieurs autres espèces de SARRIETTES croissant toutes dans les contrées méridionales de l'Europe.
Les plus remarquables sont le *Satureia capitata*,
Sarriette en tête, on l'appelle également Thym de Crète,
c'est le thym des anciens. *Pline* dit que son odeur est
si pénétrante qu'elle appaise les spasmes épileptiques.
Selon *Dioscoride*, son infusion tue les vers, provoque
l'écoulement menstruel, soulage les asthmatiques et
favorise l'expectoration (Rocques).

Le *Satureia Thymbra*, Sarriette Thymbra; et le
Satureia Juliana, Sarriette de Saint-Julien, sont d'excellents aromates.

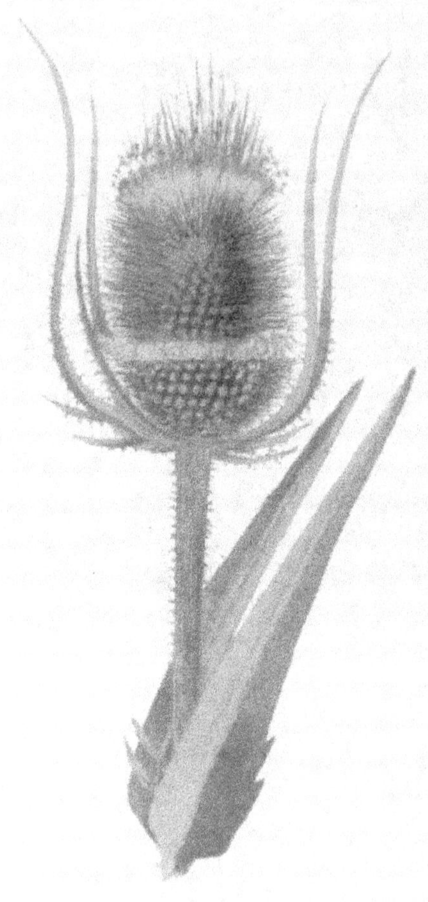

CARDÈRE.

DIPSACUS SYLVESTRIS.

CARDÈRE.

DIPSACUS SYLVESTRIS. L.

Famille des Dipsacées.

Etym.: De Carduus (chardon) dérivant de cardo, anse, par
allusion aux crochets du calice. Dipsacus dérivé du mot grec
qui veut dire (j'ai soif).

Syn. vulg.: Chardon-à-Foulon, Chardon-à-Bonnetier, Chardon-
à-Carder, Cardère-Foulon, Verge-à-Berger, Verge-du-Berger,
Verge-du-Pasteur, Cuvette-de-Vénus, Cabaret-des-Oiseaux,
Laitue-aux-Anes.

Plante bisannuelle. Taille de 8 à 15 décim. Tige
dressée, rameuse, cannelée, blanchâtre, hérissée
d'aiguillons courts, inégaux. Feuilles coriaces, incisées,
crénelées dentées ou presque entières, à nervure
médiane chargée en-dessous d'aiguillons plus ou

moins nombreux : les radicales, oblongues, atténuées en pétiole; les caulinaires, oblongues-lancéolées, largement connées, et formant par leur soudure un godet large et profond. Capitules très volumineux. Involucre à folioles étalées-ascendantes, très inégales, lancéolées ou un peu élargies au sommet, raides, épineuses. Réceptacle à paillettes oblongues, pliées en gouttière, imbriquées, terminées brusquement par une pointe épineuse. Fleurs d'un rose lilas ou d'un blanc rosé.

Fleurit de juillet à août.

La CARDÈRE croît spontanément dans les lieux incultes, sur le bord des chemins et des champs, et peut être facilement confondue avec le Chardon (Dipsacus fullonum), dont les caractères diffèrent très peu des siens et qui jouit des mêmes propriétés. Ce dernier est cultivé dans le Nord et le Midi de la France.

Quelques auteurs anciens, d'accord avec quelques modernes, prêtent à cette plante des propriétés sudorifiques, apéritives, diurétiques et antiputrides.

Matthiole dit que la racine pilée et cuite dans du vin, jusqu'à consistance de cérat, guérit les crevasses, fentes et fistules du fondement.

Les vieux auteurs ont parlé assez longuement d'un petit ver qui se trouve dans la tête de la CARDÈRE en sa maturité, et lui ont attribué la propriété de guérir la fièvre quarte en le pendant au cou du malade ou en l'appliquant sur son poignet. Ils ont trouvé plus d'incrédules que de croyants, et la chose en est restée là tant elle était vieille. Cependant, de nos jours, un médecin a expérimenté les propriétés de ce ver, sinon à propos de la fièvre quarte du moins à l'encontre du mal de dents. *Cazin*, le médecin dont il vient d'être parlé, s'est donc assuré que ce ver peut, par son application sur les dents, produire une cessation immédiate de la douleur odontalgique. Les doigts mêmes qui auraient broyé ce ver, appliqués sur la dent malade y apportent un calme instantané.

Si ce que nous venons de dire n'en était pas assez pour rendre la CARDÈRE intéressante, nous pourrions nous étendre sur une note dont l'académie des sciences a été saisie il y a une dizaine d'années. Cette note, présentée par *M. Beullard*, signalait l'heureux emploi que ce dernier avait tait du Chardon-à-Foulon contre la gangrène qui complique trop souvent les plaies par armes à feu et autres. Les effets de ce médicament seraient tels, que le Quinquina, le Camphre et tous les autres antiseptiques seraient distancés de bien loin. *M. Beullard* emploie les feuilles vertes hachées et pilées. Après avoir convenablement préparé la plaie, il la lotionne avec de l'eau chlorurée au dixième, puis la remplit de feuilles vertes hachées très fin. Ce pansement est fait matin et soir, et, en moins de quarante-huit heures, sous l'influence de ce traitement, la *plaie gangréneuse* est ramenée à l'état de plaie simple et pansée comme les plaies de cette nature, sauf à revenir à la CARDÈRE si la teinte noire reparaît.

L'*extrait aqueux* de cette plante réussit aussi bien que les feuilles vertes.

La CARDÈRE, à toutes les époques de sa croissance, jouit de toutes ses propriétés. En fleur, elle est très recherchée par les abeilles. Les têtes fanées de la CARDÈRE exhalent une forte odeur de Réséda.

Enfin, on a cru longtemps que l'eau que l'on trouve à la jonction des feuilles caulinaires de cette plante avait une vertu cosmétique, d'où son nom *Labrum Veneris* (Cuvette-de-Vénus), on la recueillait alors contre l'inflammation des yeux, et les taches de rousseur; c'est un remède très innocent, et il n'y a plus guère aujourd'hui que les petits oiseaux qui s'en servent encore, comme avant, en y faisant parfois leur toilette du matin.

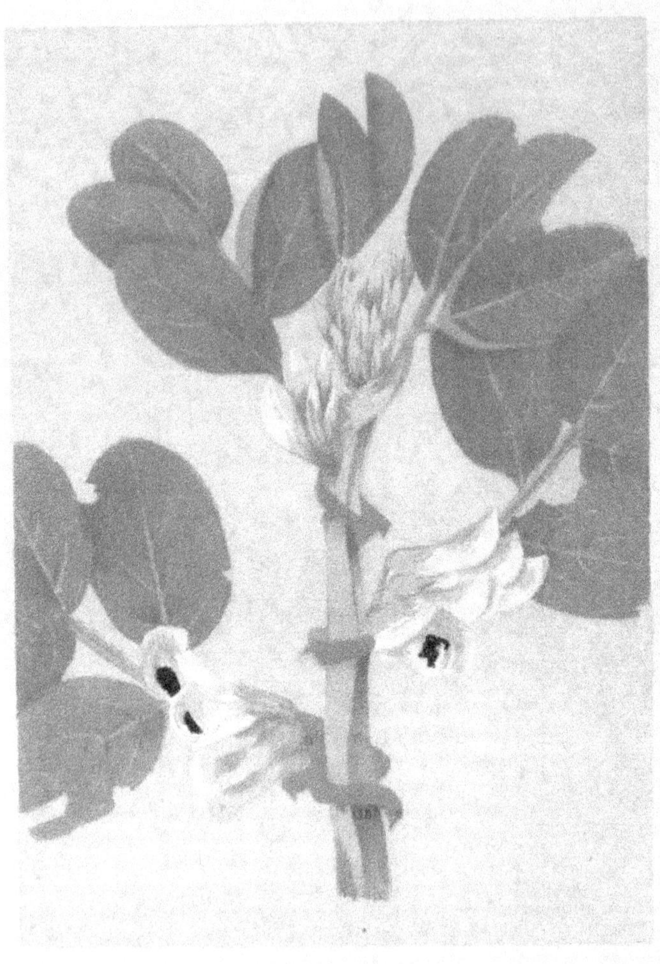

FÈVE.

FABA VULGARIS. L.

FÈVE.

FABA VULGARIS.

Famille des Papilionacées. L.

Etym.: Du latin FABA parce que la FÈVE est un des légumes
dont on mange le plus.

Syn vulg.: Fève-des-Marais, Fève-commune.

Plante annuelle. Taille de 4 à 8 décimètres. Tige
dressée, épaisse, fistuleuse, glabre, sillonnée, angu-
leuse, ordinairement tétragone, simple ou peu rameuse.
Feuilles paripennées à rachis terminé par une espèce
d'arête droite ou flexueuse, à 1, 2 ou 3 paires de

folioles amples, épaisses, glabres, glaucescentes, oblongues, entières, mucronées. Stipules semi-sagittées, inégalement dentées, offrant généralement en-dessus une tache brune; fleurs réunies au nombre de 2-5, en grappes axillaires, pédonculées, beaucoup plus courtes que les feuilles. Corolle grande, blanche ou rosée, avec une large tache noire sur les ailes. Légume pubescent légèrement visqueux, d'abord vert, noirâtre à la maturité.

Floraison de mai à juillet.

On croit la Fève originaire de la Perse et des bords de la mer Caspienne.

Elle a donné lieu à plusieurs dictons ou proverbes :

Fèves flories, temps de folies.

Les Fèves sont en fleurs, les fous en vigueur.

Il a passé par un champ de Fèves, se dit de quelqu'un qui commet quelque folie.

Ces locutions viennent de ce que qu'on attribuait à l'odeur qu'exhale la fleur des Fèves la propriété d'hébéter l'esprit.

Quelques auteurs assurent que *Pythagore*, poursuivi par les Crotoniates, préféra attendre la mort au bord d'un champ de Fèves, que de la fuir en le traversant tant il révérait cette plante. D'autres disent que ce philosophe mourut tranquillement dans son lit, à Métaponte.

Horace ne partageait pas la vénération de *Pythagore*, pour les FÈVES, aussi le raille-t-il dans ce passage de la satire VI, livre 2, *O quando faba*... « Quand verrai-je sur « ma table un plat de FÈVES en dépit de *Pythagore*, et un « autre plat de légumes cuits avec du petit salé? »

Guibourt dit dans son traité des drogues simples que la FÈVE est très nourrissante, et qu'elle renferme, dans une proportion assez considérable, une matière azotée, soluble dans l'eau et coagulable par l'acide acétique, cette matière qui a une grande analogie avec la caséine animale contribue beaucoup à la qualité nutritive de ses semences, (c'est la légumine de *Braconnot*), ce qui avait peut-être fait croire à *Pythagore* que la FÈVE contenait une substance animale.

Dioscoride faisait grand cas de ce légume et lui prêtait beaucoup de propriétés médicinales; une des plus particulières, facile à vérifier du reste, est celle qu'aurait un des cotilédons de son fruit d'arrêter le sang des piqûres de sangsues en l'appliquant dessus.

La poudre des gousses vertes séchées au four, prise à jeun, dans un verre de vin blanc où elle aura passé la nuit, est un remède usité contre la gravelle et la pierre.

Comme résolutive, la farine de FÈVE était très employée autrefois, mélangée avec celles de l'Orobe et du Lupin contre certaines inflammations.

Très nourrissante, mais de difficile digestion, on la mange verte ou sèche, on l'assaisonne le plus souvent avec de la Sarriette ; quelques personnes préfèrent le thym, ce qui la rend plus facile à digérer. L'odeur des fleurs est forte et donne au miel une très mauvaise qualité. Le docteur *Hoefer*, d'accord avec les anciens auteurs, reconnaît que les fanes de cette plante enterrées avec leurs fleurs équivalent au meilleur fumier possible. Certains agriculteurs aujourd'hui ne cultivent la Fève que comme engrais en l'enfouissant dans le sol où elle a poussé.

Aristote dit que les Fèves augmentent la sécrétion du lait chez les chèvres et les brebis.

En Angleterre, on les fait cuire avec du miel pour servir d'appât à la pêche.

En Normandie, en Lorraine et ailleurs, le mot Fève désigne aussi le Haricot.

Enfin, il y a une seconde espèce de Fève que l'on appelle Fèverolle, qui jouit des mêmes propriétés que celle dont nous venons de parler.

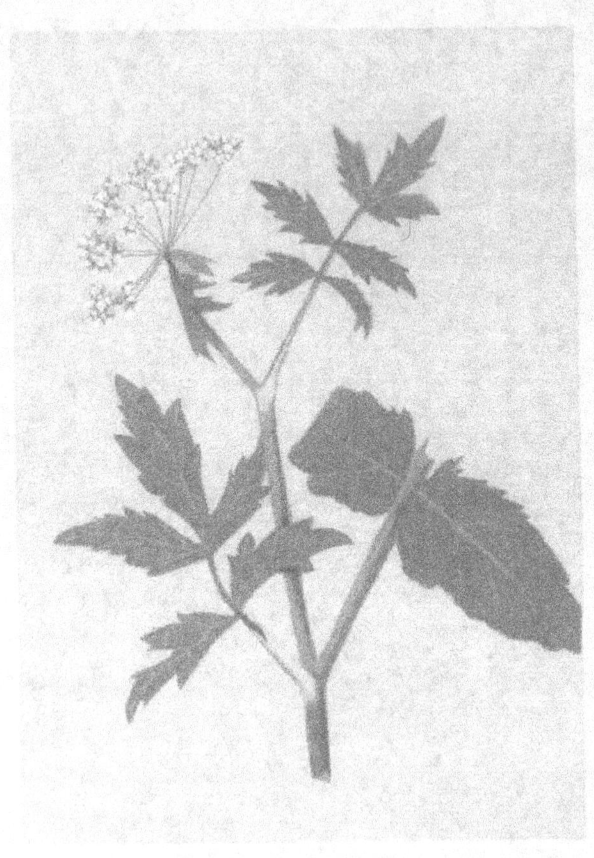

BERLE.

SIUM ANGUSTIFOLIUM.

BERLE.

SIUM ANGUSTIFOLIUM.

Famille des Ombellifères.

Etym. De BERULA, nom que lui donnaient les botanistes du
moyen âge (A. Bossu). Le mot SIUM vient, suivant *de Théis*,
du celtique et signifie *Aqueus*.

Syn. vulg. : Cresson-sauvage, Persil-des-Marais, Ache-d'Eau,
Berle-à-feuilles-étroites, Besle, Bérule-à-feuilles-étroites.

Plante de 4 à 8 décim.; tiges robustes fistuleuses,
sillonnées, rameuses, glabres. Feuilles à segments
ovales-aigus, incisés et à lobes dentés, les inférieures
longuement pétiolées. Fleurs blanches, en ombelles à
rayons nombreux brièvement pédonculés; involucre et

involucelles à plusieurs folioles lobées et pointues.
Calice à 5 dents courtes; corolle à 5 pétales obovales,
émarginées à pointe infléchie. Étamines 5, styles filiformes ou renflés en une base conique. Akènes 2 appliqués l'un contre l'autre, striés.

La BERLE est commune dans les ruisseaux, les fossés,
aquatiques au bord des étangs où elle fleurit de juillet
à septembre.

C'est une vieille plante que les anciens médecins
employaient dans le scorbut, les obstructions du ventre,
la suppression des menstrues, les rétentions d'urine.
Aujourd'hui, son usage est complètement abandonné
si ce n'est toutefois par la médecine populaire, et nous
avons vu dans certains villages des matrônes employer
avec succès la BERLE contre la suppression des menstrues.

Le docteur *Cazin*, qui la signale comme stimulante
et diurétique, dit l'avoir employée avec succès en la
faisant manger en salade aux personnes atteintes du
scorbut, de cachexie paludéenne et d'infiltration
séreuse.

Galien, en parlant de la BERLE, dit : « d'autant que la
BERLE est odorante au goût, d'autant participe-t-elle à la
chaleur. Elle digère et esmeut l'urine, et rompt la pierre
des reins, et si provoque le flux menstrual aux dames. »

Quelques auteurs assurent que la BERLE est dangereuse pour les bestiaux qui en mangent et qu'elle produit chez les bœufs et les vaches une espèce de frénésie qui les porte à se battre à coups de tête.

Les feuilles de la BERLE s'emploient en décoction et le suc se prend à la dose de 30 à 60 grammes.

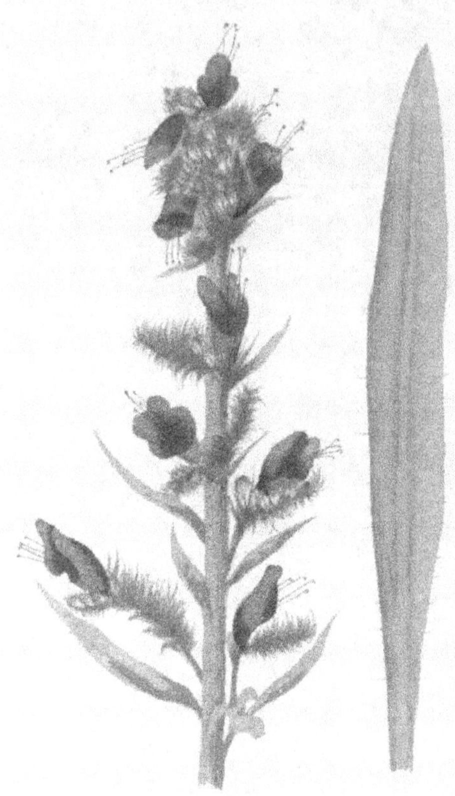

VIPÉRINE.
ECHIUM VULGARE.

———

VIPÉRINE.

ECHIUM VULGARE.

———

Famille des Borraginées.

Etym.: Du grec Ecuis (vipère), à cause de ses graines comparées
à la tête d'une vipère.

Syn. vulg.: Herbe-aux-Vipères, Langue-d'Oie.

Plante bisannuelle de 30 à 80 cent. de hauteur. Tige
dressée, robuste, simple, donnant naissance latéra-
lement aux rameaux de l'inflorescence, chargée de poils
raides, presque piquants, insérés sur des tubercules
noirâtres. Feuilles radicales oblongues-lancéolées,

atténuées inférieurement, les caulinaires lancéolées ou lancéolées-linéaires, sessiles-semi-amplexicaules. Racine épaisse pivotante. Fleurs bleues, quelquefois blanches ou couleur de chair, très nombreuses, très rapprochées, formant pas leur ensemble de longs épis scorpioïdes. Calice à divisions étroites. Corolle dépassant longuement le calice. Etamines et style longuement saillants hors de la corolle. 4 carpelles très rugueux.

La Vipérine se rencontre au bord des routes, dans les lieux incultes et sur les côteaux pierreux, où elle fleurit de juin à septembre. Bien que dès la plus haute antiquité on ait fait usage de cette plante qui doit son nom comme nous l'avons dit, non-seulement à la forme de son fruit, mais aussi aux taches de sa tige comparées à celles de la vipère, pour guérir les morsures de ce reptile, la Vipérine est depuis longtemps restée dans l'oubli, et ses propriétés sont peu connues malgré sa prétendue réputation.

Cependant, la médecine populaire en fait usage comme succédané de la Bourrache ou de la Buglose, c'est lui reconnaître une vertu émolliente-sudorifique.

Elle contient d'ailleurs beaucoup de nitre et peut être employée en infusion théiforme dans les affections légères du poumon ou de la vessie.

On emploie les feuilles et les sommets fleuris de la
Vipérine.

« Parmi les autres espèces indigènes de la France
méridionale, les plus remarquables, dit le *Dᵣ Roques*,
sont la Vipérine des Pyrennées *(Echium Pyrenaicum, L.)*
dont la corolle est d'un pourpre clair, hérissée de poils
extérieurement, deux fois plus grande que le calice :
la Vipérine violette *(Echium violaceum)* qui a les
feuilles oblongues, semi-embrassantes, la corolle d'un
rouge violet, les étamines pourpres, le style velu ; enfin,
la Vipérine à feuilles de Plaintain *(Echium plantagineum)*
dont les tiges sont très velues, les feuilles ovales, les
fleurs grandes et d'un bleu violet.

« Toutes ces espèces croissent dans les lieux incultes,
dans les terrains secs, aux bords des bois, le long des
routes, où elles attirent les regards du voyageur fatigué.
Elles figureraient fort bien dans les parcs, dans les
jardins paysagistes. On devrait surtout accueillir dans
les bosquets d'été la Vipérine vulgaire, remarquable
par ses formes agrestes, par la fierté de son port et
par ses beaux épis d'azur. Elle ornerait également les
ruines, les rochers, les lieux sauvages et pittoresques. »

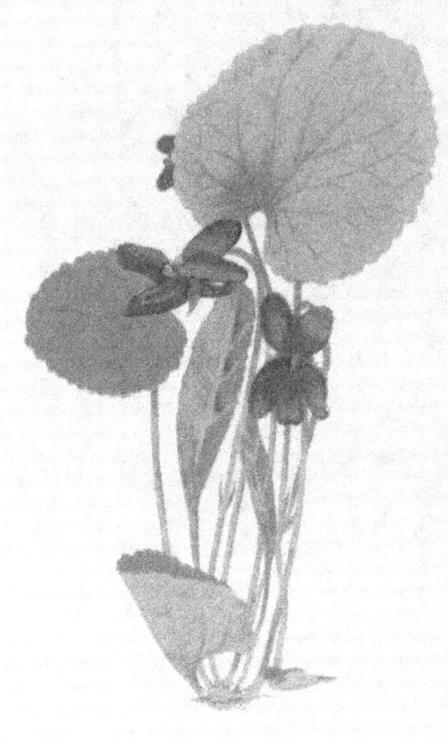

VIOLETTE.
VIOLA ODORATA.

—

VIOLETTE.

VIOLA ODORATA.

———

Famille des Violariées.

Etym.: Diminutif de l'ancien franc VIOLE du latin *viola*.

Syn. vulg.: Violette-odorante, Violette-des-Quatre-Saisons, Jacée-de-printemps, Violier-commun, Violier-de-Mars.

Petite plante vivace, sans tige. Fleurs violettes portées par des pédoncules grêles et longs qui naissent du collet de la racine au milieu des feuilles; 5 pétales irréguliers dont l'un se termine en éperon au-delà des divisions du calice; 5 étamines à filaments distincts;

un style filiforme saillant entre les anthères. Feuilles radicales, longuement pétiolées, cordiformes, dentées, formant de grosses touffes. Racine fibreuse et rampante.

La Violette se montre dès le mois de janvier ou de février sur les lisières de nos bois, dans les haies et dans le voisinage des habitations. Ses fleurs apparaissent au mois de mars et c'est à cette époque qu'il convient de les cueillir. Pour cela, il faut profiter d'un temps sec, et préférer la Violette des buissons et des bois à celle des jardins.

La dessication de la fleur de Violette doit être prompte, que ce soit par l'étuve ou par le soleil, auquel on doit l'exposer couverte de papier.

On la conserve dans des bocaux abrités de la lumière et de l'humidité.

Les Fleurs de cette plante dont on a circonscrit l'emploi servaient autrefois dans une assez grande quantité de médicaments composés dont la pharmacopée d'aujourd'hui ne paraît pas se souvenir. Elles entraient dans le sirop de Jujubes de *Mésué*, dans la poudre *dianthos* de *Nicolas de Salerne*, dans le *requies* de *Nicolas de Myrepse*, etc.

La semence enfin entrait dans un grand nombre de préparations aussi de *Mésué*.

De nos jours, les Calédoniens composent encore avec des fleurs de Violettes et du lait un cosmétique qui jouit d'une certaine réputation.

On lit dans la *Flore écossaise de Lightfoot :* « Frotte-« toi la figure de lait de chèvre dans lequel des « Violettes auront infusé, et nul prince sur la terre ne « pourra résister à tes charmes. »

On confond souvent encore la Violette des quatre saisons avec la Violette odorante *(Viola odorata).* Celle-la n'est qu'une variété que l'on cultive sous chassis et qui porte effectivement le même nom botanique que la Violette simple cultivée, qui donne vers le milieu de mars et vient principalement de Montreuil.

Enfin, la variété double cultivée est aussi une variété qui apparaît dans le courant d'avril, et dont les jardiniers de Paris et des environs font un assez grand commerce.

Les fleurs de Violette sont émollientes, pectorales, légèrement diaphorétiques, on les prescrit contre les bronchites, les angines, les catarrhes chroniques, etc.

Sa racine est vomitive à la manière de l'Ipécacuanha, et c'est *Boërhaave* qui signala le premier, dans son *Histoire des Plantes,* cette propriété de la racine de Violette.

Les feuilles sont émollientes et laxatives. Les graines

ont été employées contre les calculs de la vessie.

On fait avec les fleurs de cette plante un sirop pectoral très-usité de nos jours. On en prépare une teinture qui sert de réactif, se colorant en rouge en contact avec un liquide acide, en vert si ce liquide est alcalin.

Les parfumeurs, les liquoristes et les confiseurs empruntent tous les jours à la Violette sa couleur ou son parfum.

L'infusion de fleurs de Violette se fait par une pincée pour un demi-litre d'eau potable.

Le principe actif de la Violette est la *Violine* (nom que lui a donné *M. Boullay*) alcaloïde doué d'une action émétique très-énergique.

Dans les Bouches-du-Rhône on sert sur les tables des gâteaux à la fleur de Violette, faits à la manière des gâteaux à la fleur d'oranger.

La Violette a été chantée par un grand nombre de poètes illustres. L'historien *De Thou* l'a consacrée par un poëme charmant.

La Violette de chien *(Viola canina)* dit *Hoefer*, malgré le mépris qu'elle doit à son nom, jouit des mêmes propriétés que la Violette odorante.

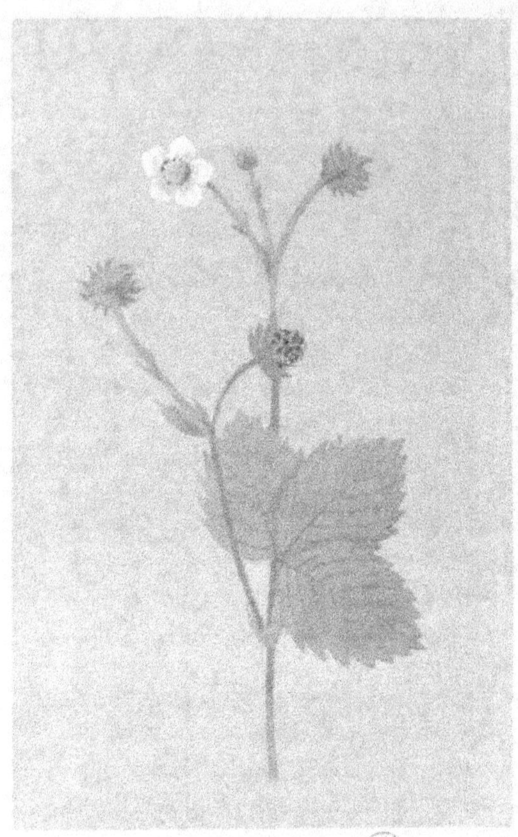

FRAISIER.

FRAGARIA VESCA. L.

FRAISIER.

FRAGARIA VESCA (LIN).

Famille des Rosacées.

Etym.: Du latin FRAGRARE (sentir bon), d'où FRAGRANS (qui sent bon, odorant), en vieux français on disait FRAGE dont nous avons fait FRAISE.

Syn. vulg.: Fraisier-commun, Fraisier-des-Bois.

Fleurs blanches incolores, terminales, pédonculées ; les pétales arrondis ; le calice à 5 divisions étalé à la maturité du fruit. Feuilles presque radicales, composées de 3 folioles ovales, légèrement soyeuses en dessous, fortement dentées à longs pédoncules. Racine fibreuse, produisant une souche écailleuse et des rejets qui se ramifient et contribuent à la multiplication de la plante.

Ce FRAISIER se trouve dans les bois, sous les buissons et dans les lieux couverts.

Sa véritable patrie est la partie inférieure des Alpes, où il fructifie depuis le printemps jusqu'en automne, tandis que dans les contrées tempérées il ne fleurit qu'une fois : d'avril à juin.

Le fruit du FRAISIER, la Fraise, flatte le goût, la vue et l'odorat par sa saveur douce et aromatique légèrement acide, par sa belle couleur rouge-vermeil, et enfin par son odeur fragrante de la plus grande suavité.

Mais pour être vrai nous devons dire que ce fruit délicieux est antipathique à certains estomacs, et qu'il est des personnes qui ne pourraient en manger, même un, sans éprouver à l'instant des vomissements et des spasmes, parfois même il se déclare chez eux une éruption vésiculaire qui se porte à la face et souvent sur toute la surface du corps.

Ces faits sont confirmés par le *D*r *Cazin*, qui n'a pu, lui-même, manger de fraises sans en être incommodé, qu'après l'âge de 30 ans.

On emploie la racine de FRAISIER, ses feuilles et ses fruits. La racine et les feuilles sont astringentes, diurétiques et appéritives.

Ses fruits, les Fraises, sont rafraîchissants, splé-
niques, néphrétiques et antigoutteux. On en fait des
conserves, des glaces, des sorbets, des liqueurs et des
pastilles.

L'eau distillée de Fraises est employée comme cosmétique de même que les fruits écrasés.

La racine tenue en la bouche et légèrement contusée
par les dents raffermit les gencives.

C'est à *Linné*, le plus grand botaniste des temps
modernes que l'on doit d'avoir employé, souvent avec
succès, les Fraises contre la goutte.

Linné, souffrant depuis longtemps de ce terrible mal,
eut l'idée que les Fraises le soulageraient, mais la saison
n'était pas propice, et l'expérience n'eut pas été faite si
la reine de Suède ne lui en eut procuré. Ces fruits
apportèrent à *Linné* un calme presque instantané. Pendant plusieurs années il profita de la saison des Fraises
pour en suivre le régime et la goutte disparut. *Barthez*
conseille aussi les Fraises dans ce cas.

A l'intérieur on emploie la décoction des racines et
des feuilles de 50 à 60 grammes par litre d'eau.

Le suc et les fruits, en quantité suffisante dans de
l'eau, pour boisson.

Sirop, en potion, et pour édulcorer les tisannes.

Rulandus faisait la boisson ordinaire de ses malades

asthmatiques, de la décoction des racines de FRAISIER bouillies avec des raisins secs, de la réglisse et un peu de canelle.

Le *Dr Coffin* conseille, pour l'avoir éprouvé, l'infusion suivante dans le cas de strangurie, de gravelle, d'ulcération de la vessie ou des reins.

Le fruit en saison, il faut prendre une certaine quantité de la plante entière, la mettre dans une cruche et verser dessus de l'eau bouillante. Par chaque litre de cette infusion il faut ajouter, dit-il, 30 grammes de Gingembre râpé. A prendre quatre demi-verres par jour.

M. Geoffroy a le premier remarqué que si l'on boit un certain temps de la décoction de racines de FRAISIER et d'Oseille, les excréments se colorent fortement en rouge, phénomène qui disparaît en cessant l'usage de cette boisson.

Les rejetons et les feuilles de FRAISIER teignent en gris-bleu avec le sulfate de fer et l'alun; les racines teignent en brun canelle.

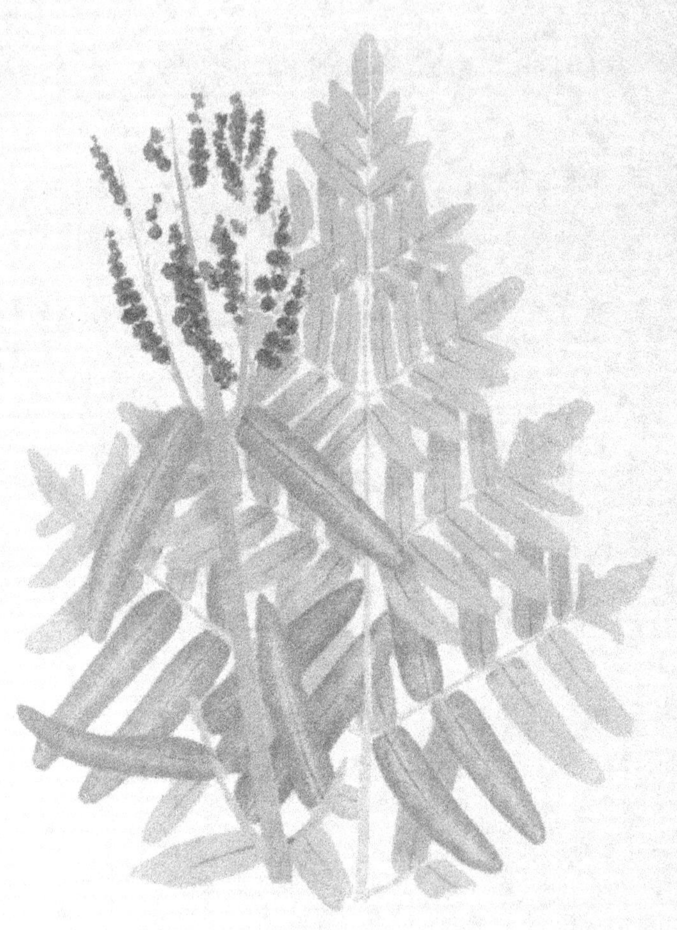

OSMONDE.

OSMUNDA REGALIS.

OSMONDE.

OSMUNDA REGALIS.

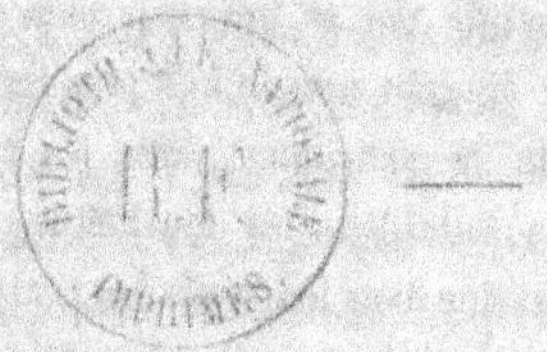

Famille des Fougères.

Etym.: Du grec osmé (odeur), ou d'OSMUNDER, divinité celtique
à laquelle cette Fougère était dédiée (A. Bossu).

Syn. vulg.: Fougère-femelle, Fougère-royale, Fougère-fleurie,
Fougère-aquatique, Osmonde-fleurie, Osmonde-royale.

Plante vivace à souche épaisse, rampante, donnant
naissance à des feuilles toutes radicales disposées en
touffe, les unes stériles, les autres fertiles, hautes de
60 centimètres environ, très amples, bi-pennées, pétiolées, à pétiole dépourvu de poils squamiformes, robuste,

folioles stériles, allongées, alternes, étroites, ovales-obtuses, glabres, pétiolulées, marquées sur leur face inférieure de nervures assez apparentes, folioles fructifères rapprochées en forme de panicule terminale, couvertes dans toute leur étendue par les sporanges rapprochés en groupes arrondis.

L'OSMONDE ROYALE justifie par sa beauté le nom qui lui a été imposé, c'est en effet une de nos plus belles Fougères d'Europe. On la rencontre dans les bois marécageux, les taillis humides, les tourbières, les bruyères humides, ainsi que dans les fossés des prairies tourbeuses. Elle fructifie de juin à septembre. Elle n'a certainement pas échappé aux anciens; mais il est à peu près impossible de reconnaître aucun trait qui la caractérise en particulier dans ce qu'ils ont écrit sur les Fougères.

Bien qu'on ne paraisse faire aujourd'hui aucun emploi de cette plante dans la matière médicale, les auteurs ne lui ont pas moins attribué de grandes propriétés. Quelques-uns l'ont regardée comme tonique, détersive, astringente, et comme telle, efficace dans les hernies, les chutes, les blessures, etc.

Dans les campagnes on fait usage de la racine, prise en décoction pendant longtemps, ou réduite en poudre et mélangée avec la farine de maïs en bouillie, contre le rachitisme. Les paysans, dans plusieurs contrées, en font sécher les feuilles au soleil et couchent dessus les enfants menacés de cette maladie.

Pour les hernies on fait macérer pendant huit à dix jours, 8 ou 10 grammes de racines sèches et concassées de l'OSMONDE, dans un demi-litre de vin, après avoir tiré à clair l'on fait boire cette macération en deux fois, le matin et le soir. En même temps, on fait prendre deux fois le jour, une cuillerée à café de la plante en poudre, et l'on applique sur la tumeure herniaire des compresses imbibées d'une décoction d'OSMONDE.

Au point de vue économique, la Fougère royale, dans les endroits où elle est abondante, peut rendre des services comme combustible surtout pour chauffer les fours. On en fait de la litière pour augmenter la masse des fumiers. On peut également en fabriquer de la potasse. Le beau vert de son riche feuillage peut lui faire trouver place dans les jardins paysagers sur le bord des ruisseaux et dans les étangs. On la multiplie par le déchirement de ses touffes.

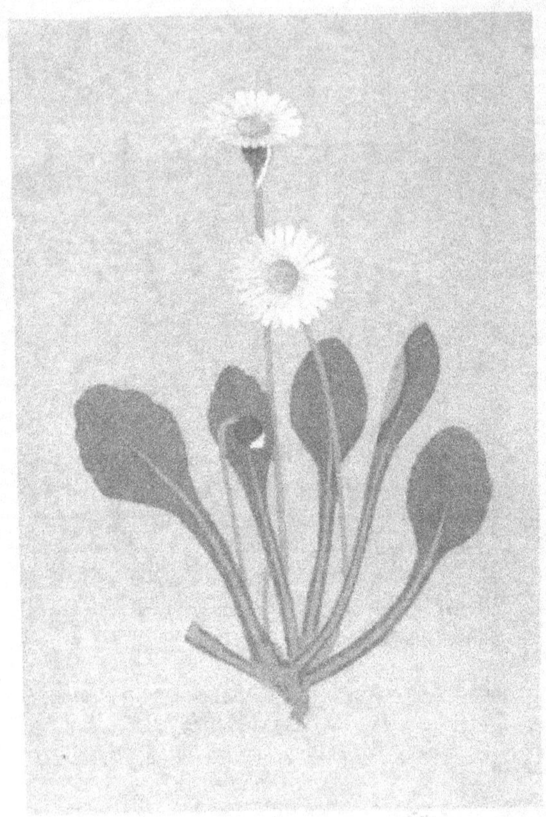

PAQUERETTE.

BELLIS PERENNIS.

PAQUERETTE.

BELLIS PERENNIS. L.

Famille des Composées.

Etym.: Le nom de BELLIS vient de BELLUS (beau). Quelques
auteurs prétendent que le nom de PAQUERETTE a été donné à
cette plante parce que sa fleur fait son apparition vers les
fêtes de Pâques. D'autres disent que ce ne peut être la cause
de son nom puisque la PAQUERETTE fleurit à peu près toute
l'année. *Scheler* dit que le nom de PAQUERETTE est dérivé de
PASQUIER qui a signifié (pâtis).

Syn. vulg.: Petite-Consire, Petite-Consoude, Petite-Marguerite,
Marguerite-blanche, Petite-Pâquerette, Pâquerette-vivace,
Pasquette, Pâquette, Pasquerette, Herbe-de-la Paralysie.

Petite plante presque acaule. Souche courte, oblique,
tronquée, parfois rameuse, donnant naissance le plus
souvent à plusieurs pédoncules dressés de 1 à 2 décimètres nus et monocéphales. Feuilles radicales,

épaisses, arrondies en forme de spatule et légèrement dentées, étalées en rosette. Fleurs du centre jaunes, celles de la circonférence blanches et parfois rosées à la pointe et en-dessous.

En floraison presque toute l'année et croissant un peu partout.

Matthiole distingue 3 espèces de PAQUERETTES : une grande, une moyenne et une petite; cette dernière est elle-même divisée par le même auteur en plusieurs espèces. Selon lui, la PAQUERETTE qui nous occupe est employée contre la sciatique et la paralysie. Les feuilles mâchées guérissent les ulcères de la bouche; prises en salade, elles relâchent légèrement le ventre. En Allemagne, c'est avec elles que l'on entretient le ventre libre aux enfants.

Chômel dit que la PAQUERETTE, pilée avec de l'Armoise, a passé longtemps pour guérir les tumeurs scrofuleuses, il la recommande encore contre la migraine en mélangeant ses fleurs avec l'Herbe-à-Robert et en les appliquant sur la tête après les avoir fait amortir sur une pelle chaude.

La décoction de la plante entière dans du vin blanc sert à faire disparaître les loupes en les bassinant soir et matin.

Cornuti considérait la PAQUERETTE comme un des meilleurs vulnéraires.

L'eau des fleurs est employée contre l'inflammation des yeux.

Plusieurs auteurs ont mis cette plante au rang de la petite Consoude et lui en ont laissé le nom.

La racine de la PAQUERETTE a une saveur légèrement âcre, les feuilles inodores ont une saveur agréablement salée.

Deux poignées de la plante fraîche, macérées en un litre de vin blanc, donnent une boisson qui, prise par verre chaque matin, agit contre les douleurs de tête par suite de coups, contre les commotions du cerveau, l'hydropisie, la gravelle et les engorgements viscéraux.

Sans accepter la PAQUERETTE comme un médicament énergique, il convient, suivant beaucoup d'auteurs et de praticiens modernes, de lui accorder certains effets curatifs dont il est facile de faire l'expérience.

Les moutons en sont très friands.

Enfin, en attendant de la PAQUERETTE les secours de ses diverses propriétés, on peut en manger les feuilles en salade, seules ou mélangées de Pissenlits.

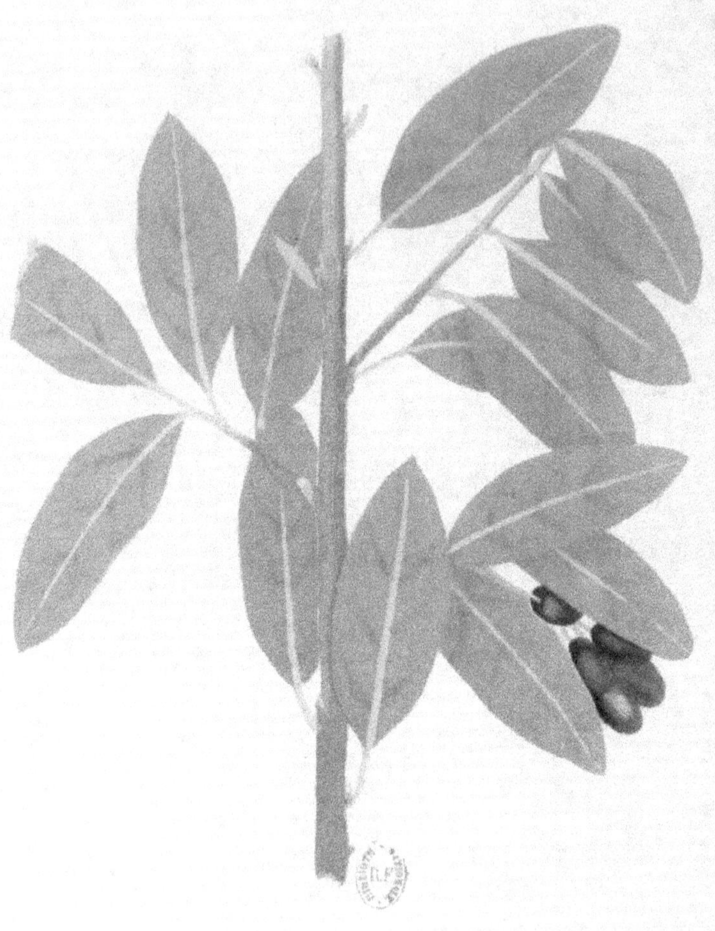

LAURIER CERISE.

CERASUS LAUROCERASUS.

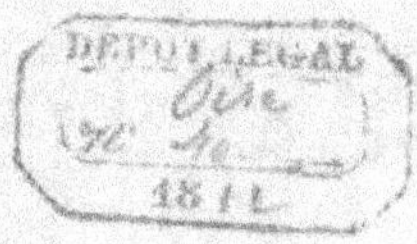

LAURIER-CERISE.

CERASUS LAUROCERASUS.

Famille des Rosacées.

Etym : De CERASONTE (ville du Pont).

Syn. vulg.: Cerisier-de-Trébisonde, Laurier-à-Lait, Laurier-Amandier, Laurier-Impérial, Laurier-de-Trébisonde.

Grand et bel arbrisseau s'élevant à une hauteur de 5 mètres environ. Tronc rameux, lisse, noirâtre, feuilles persistantes, luisantes, coriaces, alternes, ovales allongées. Fleurs blanches disposées en grappes plus courtes que les feuilles. Fruits ovoïdes, ressemblant à de petites guignes, rouges d'abord, puis noirs à la maturité.

Le LAURIER CERISE est très connu. Il est peu de jardins d'agrément où l'on n'en rencontre quelques pieds. Il est originaire des bords de la mer Noire. En 1576, dit *Hoëfer*, l'Ecluse en reçut un individu vivant, qui lui était envoyé par David Ungnad, ambassadeur de l'empire d'Allemagne, près de la Porte Ottomane. Peu auparavant, Belon en avait déjà vu un pied dans les jardins du prince Doria, à Gênes. Cet arbrisseau se perpétue facilement de graines, de drageons et de marcottes, mais il craint les gelées.

Les feuilles, les fleurs et les noyaux du LAURIER CERISE ont le gôut de l'amande amère. C'est pendant le mois de juillet, que, sous le climat de Paris, ses feuilles paraissent posséder la plus grande proportion de principes actifs. Elles contiennent un acide, l'acide hydrocyanique, espèce d'huile essentielle que l'on regarde à bon droit comme l'un des poisons les plus dangereux. Une goutte d'acide hydrocyanique, mise sur le globe de l'œil d'un chien, le tue comme un coup de foudre. La médecine fait usage du LAURIER CERISE à titre d'agent calmant, antispasmodique ou stupéfiant suivant les cas. On a recommandé l'infusion et l'eau distillée des feuilles à l'intérieur, dans la phthisie, l'asthme, les engorgements du foie, contre les maladies nerveuses, les toux quinteuses, les palpitations du cœur. A l'extérieur, dans les inflammations cutanées, le prurit des affections dartreuses, les brûlures, l'engorgement laiteux des mamelles.

C'est un médicament très dangereux dont un médecin seul doit ordonner l'emploi.

On fait néanmoins usage de cette plante pour aromatiser certaines liqueurs de table, pour leur donner ainsi qu'au laitage et aux crèmes un goût d'amandes amères, mais il faut en user avec beaucoup de circonspection.

Les oiseaux mangent avidement la pulpe des baies, dont le noyau est le siège des principes vénéneux.

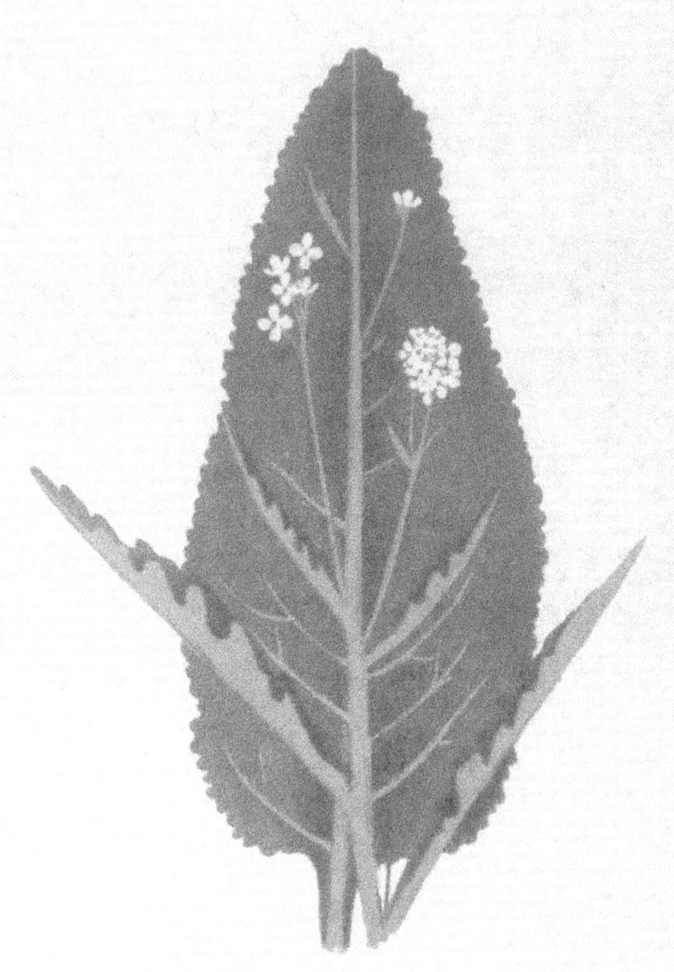

RAIFORT-SAUVAGE.

COCHLEARIA ARMORACIA.

RAIFORT-SAUVAGE.

COCHLEARIA ARMORACIA.

Famille des Crucifères.

Etym.: De RAIZ, de l'ancien français : racine, et de fort (Littré).

Syn. vulg.: Raifort-sauvage, Grand-Raifort, Faux-Raifort, Cochléaria-de-Bretagne, Cran, Cran-des-Anglais, Cran-de-Bretagne, Cram, Cranson, Cranson-rustique, Moutarde-des-Capucins, Moutarde-des-Allemands, Moutarde-des-Moines, Moutardelle, Radis-de-Cheval, Rave-sauvage, Raphan (1).

Plante vivace atteignant jusqu'à un mètre d'élévation. Tige dressée, rameuse en haut, creuse, glabre, cannelée. Feuilles radicales très grandes , les supérieures non amplexicaules, les caulinaires inférieures oblongues,

(1) C'est *O. de Serres* qui désigne ainsi cette plante.

ordinairement pinnatifides. Souche renflée-charnue. Fleurs blanches en grappes rapprochées en une panicule terminale.

Le RAIFORT croît dans les lieux humides, au fond des fossés , au bord des ruisseaux, principalement en Bretagne.

C'est la racine de RAIFORT que l'on emploie de préférence ; elle est inodore tant qu'elle reste intacte ; mais, rompue transversalement, elle développe un principe volatil aussi âcre que celui de la moutarde : se perd par la coction ou la dissiccation. Cette racine est antiscorbutique, diurétique et antiasthmatique ; vomitive à haute dose ; rubéfiante à l'extérieur, elle est avant tout fortement excitante. Les feuilles ont des propriétés analogues mais à un bien moindre degré.

Le RAIFORT agit sur les bronches. Ses principes actifs sont solubles dans le lait, le vin et l'alcool.

Ce n'est qu'après la floraison qu'il convient de récolter la racine de RAIFORT, dont l'activité est plus grande encore lorsqu'elle a deux ans.

Si l'on emploie les feuilles, il faut au contraire les cueillir avant l'apparition des fleurs. Dans tous les cas, toutes les parties de cette plante ne doivent être employées qu'à l'état frais.

Eùhoff a retiré de la racine de RAIFORT une huile volatile épaisse d'un jaune clair, plus pesante que l'eau, d'une odeur insupportable qui provoque la sécrétion des larmes. Cette huile âcre est légèrement soluble dans l'eau et lui communique la propriété de rubéfier la peau.

Dioscoride assure que le RAIFORT est un remède contre le venin des vipères et contre l'empoisonnement par les champignons « *pour ce qu'il est vomitif.* »

Voici ces divers modes d'emploi :

En *infusion*, de 15 à 30 grammes de racine coupée menu par litre d'eau. En *macération*, de 16 à 32 grammes par litre de vin blanc ou de bière, à prendre 30 à 100 grammes par jour. *Suc*, 15 à 30 grammes dans du vin, comme antiscorbutique. *Sinapisme*, racine et feuilles fraîches et pilées ensemble.

La racine de RAIFORT, râpée transversalement ou grattée au couteau dans le même sens, est un assaisonnement qui remplace très avantageusement la moutarde, surtout quand elle accompagne le bouilli.

Ces mêmes râpures, mises dans du vinaigre, constituent un condiment très agréable.

En coupant la racine de RAIFORT en rouelles de

l'épaisseur de 4 à 5 millimètres et les mettant en terre, on obtient autant de pieds de cette plante qu'on a mis de morceaux.

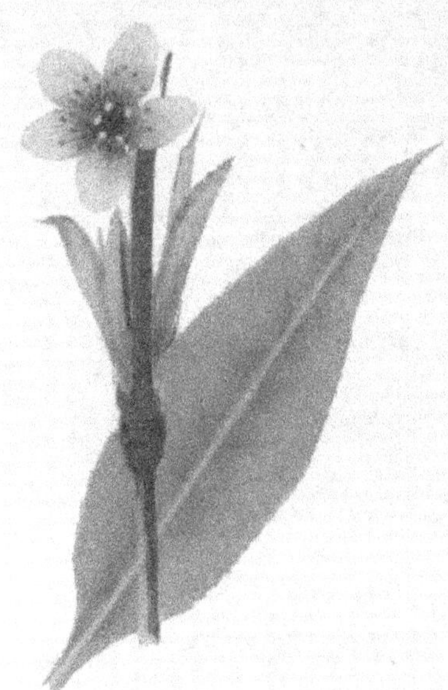

PÊCHER.
AMYGDALUS PERSICA.

PÊCHER.

AMYGDALUS PERSICA. L.

Famille des Amygdalées.

Etym.: PÊCHER, du latin *Persicum* (de la Perse), ainsi nommé
à cause de sa provenance.

Syn. vulg.: Au XIII° siècle, on disait : Paskes pour Pêches.
Au XVII, on écrivait encore : Pescher, Pesches ; Amandier-
Pêcher.

Arbre originaire de la Perse, cultivé dans nos jardins
le plus souvent en espalier. Fleurs hermaphrodites,
régulières, solitaires, d'un rose incarnat, légèrement
odorantes; étamines 15-30, style 1, stigmate capité.
Fruit succulent; noyau ovoïde creusé d'anfractuosités

profondes. Feuilles étroites, lancéolées, pointues.

De temps immémorial, le fruit du PÊCHER est resté en grande vénération chez le peuple chinois. Leurs livres, leur imagerie et leur céramique ne tarissent pas d'éloges et de représentations de toutes sortes à son endroit ; aussi, parmi tous les fruits qu'ils nous montrent, ils en ont distingué un auquel ils attribuent la propriété de prolonger la vie, et ce fruit est une Pêche. Enfin, dans leurs fruits artificiels, représentant des Pêches, ils se servent encore de la sciure des vieux PÊCHERS pour donner l'odeur et le parfum de leur fruit.

Si l'on a contesté les qualités vermifuges des feuilles de PÊCHER, c'est que ces dernières avaient été mal récoltées. C'est au printemps, au moment où elles viennent de s'épanouir qu'il faut les récolter et les renfermer après dessiccation à l'ombre dans des boîtes bien fermées.

Les fleurs et les feuilles sont purgatives, anthelmintiques et diurétiques. L'amande, ainsi que fleurs et feuilles, a une saveur amère due à la présence de l'acide prussique.

A haute dose, chacune de ces parties du PÊCHER produit un empoisonnement presque toujours dangereux.

Roques assure que l'éther et le laudanum servent très bien à dissiper les accidents résultant de l'emploi inconsidéré des produits du Pêcher. Il ajoute encore que l'emploi intérieur des fleurs ou des feuilles contre les vers des enfants ou comme purgatif n'est pas toujours sans danger non plus. Il en résulte que c'est au médecin de prescrire à haute dose soit les fleurs, soit les feuilles du Pêcher.

M. Ray assure que l'eau distillée de fleurs de Pêcher enlève les taches de rousseur de la peau.

Enfin, *Chomel* dit que les feuilles de Pêcher, pilées avec un peu de suie et du vinaigre, réussissent très bien contre les vers des enfants si on leur applique ce mélange sur le ventre.

Galien, *Nicandre* et l'école de Salerne ont un peu calomnié la Pêche; la faute en est aux gourmands. C'est au dessert, le plus souvent, que nous mangeons les Pêches; l'estomac a déjà reçu mets et vins de toute sorte, il faut alors qu'il soit bien robuste pour terminer son travail sans accident si on lui impose encore en ce moment une ou deux Pêches, même de moyenne grosseur. De là, quelques auteurs ont conseillé de ne manger la Pêche qu'au commencement du repas.

A l'intérieur, on emploie les feuilles en infusion, de 35 à 45 grammes par demi-litre d'eau ou de lait.

A l'extérieur, feuilles, fleurs et amandes en cataplasmes comme il a été dit déjà, soit comme vermifuge, soit comme calmant contre les inflammations et les douleurs internes.

On trouve encore en pharmacie, feuilles et fleurs desséchées, et sirop de fleurs de Pêcher.

Les jeunes branches, l'écorce de la racine et l'enveloppe du noyau, teignent brun cannelle clair, cannelle, brun rouge.

Nous terminons en recommandant la liqueur faite avec le bois de l'amande de la Pêche.

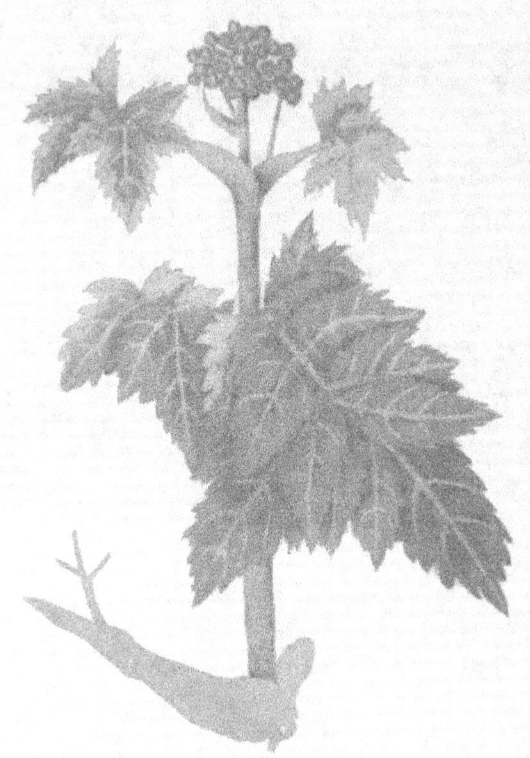

ANGÉLIQUE.

ANGELICA ARCHANGELICA.

ANGÉLIQUE.

ANGELICA ARCHANGELICA.

Famille des Ombellifères.

Etym.: D'ANGÉLIQUE (qui est propre à l'ange), à cause des
vertus qu'elle a contre les venins (O. de Serres).

Syn. vulg : Angélique-officinale, Angélique-archangélique,
Plante-du-Saint-Esprit.

Plante s'élevant jusqu'à 1 mètre 50 et plus. Tige
grosse, creuse, cannelée, verte et très odorante. Fleurs
d'un blanc verdâtre, disposées en une grande ombelle
hémisphérique, munie d'un très petit involucre et
d'involucelles partiels dont les folioles égalent les om-

bellules. Feuilles odorantes, très grandes deux fois pinnées à segments sous-cordés, lobés et finement dentés, le pétiole embrasse la tige en formant une coupe ou un sac ouvert. Fruit blanchâtre, comprimé, elliptique. Racine grosse, charnue, très odorante, se divisant en un grand nombre de rameaux qui s'enfoncent perpendiculairement dans la terre.

Fleurit de mai en juin.

Naturellement bisannuelle, l'Angélique peut devenir vivace par la culture.

Sa récolte se fait en juin et juillet pour les tiges, en septembre pour la racine, mais la première année, car la seconde année, dès que l'Angélique a fructifié, la racine perd son arôme. Les feuilles ne conservent que très peu de leurs propriétés en séchant; les semences au contraire gardent une saveur aromatique d'une acreté assez prononcée. L'Angélique croît surtout en Laponie, en Suisse et dans les montagnes de l'Auvergne.

Sa racine entre dans plusieurs confections alexitères; dans la composition de l'alcoolat thériacal et de mélisse composé, dans celle du baume du commandeur, dans l'esprit carminatif de *Sylvius Deleboé*, dans l'orviétan d'*Hoffmann*, dans l'antidote de *Mathiole*, dans l'opiat cordial de la pharmacopée de Lyon, dans la confection thériacale de *Mynsicht*, dans l'élixir pestilentiel de

Crollius, dans le grand cordial de *Bateus*, dans l'eau cordiale de *Gilbert*, dans l'eau anti-épileptique de *Mynsicht*, etc., etc.

On fait usage de l'ANGÉLIQUE dans le scorbut, les scrofules, l'aménorrhée, la chlorose, les dyspepsies, la débilité de l'estomac, les coliques venteuses, etc.

Trousseau la recommandait dans les affections muqueuses et les fièvres catarrhales.

Chômel assure que l'eau distillée d'ANGÉLIQUE guérit les piqures des bêtes venimeuses.

Valmont-Bomare recommande comme très utile et très agréable, après un bon repas, la liqueur d'ANGÉLIQUE faite avec la racine et les tiges.

Les Lapons mangent les feuilles, la semence et la racine. *Linné* s'en assura chez eux, vers le milieu du XVIIIe siècle.

Tout le monde sait ce que les confiseurs font des tiges qui restent toujours toniques et stomachiques.

Un mâcheur d'ANGÉLIQUE, nommé Camoux qui mourut à Marseille, âgé de 121 ans, attribuait sa longévité à la racine d'ANGÉLIQUE qu'il employait ainsi.

A part les propriétés de cette plante, elle est très décorative, d'un vert très agréable se plaisant à peu près partout.

La racine et les jeunes tiges d'ANGÉLIQUE se prennent

en infusion par 20 à 30 grammes pour un litre d'eau.

Une incision faite au printemps, à la partie supérieure de la racine, fournit un suc gommo-résineux, sans emploi déterminé, mais ayant une forte odeur de musc.

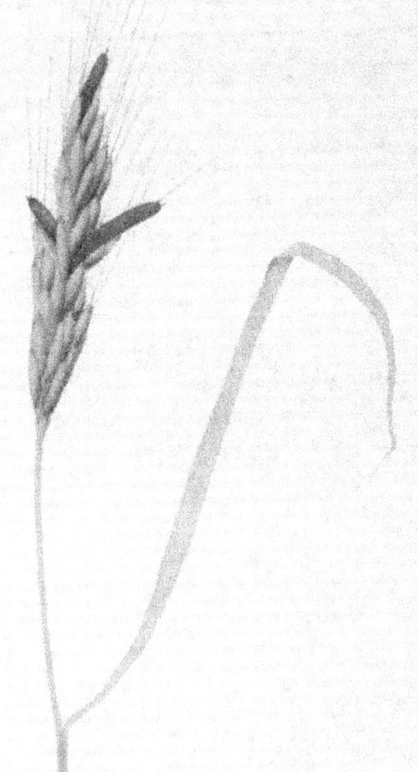

SEIGLE ERGOTÉ.

SCLEROTIUM CLAVUS. L.

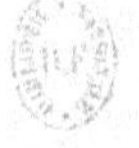

SEIGLE ERGOTÉ.

SCLEROTIUM CLAVUS. L.

Famille des Champignons.

Etym.: De sa ressemblance avec un ergot de coq.

Syn. vulg.: Ergot-de-Seigle, Seigle-cornu, Clou-de-Seigle, Seigle-à-Eperon, Mane, Ebrun, Blé-cornu.

L'ergot du Seigle, dit mal à propos Seigle ergoté, est une excroissance de la famille des Champignons qui se développe sur l'ovaire du Seigle (*Secale cereale*), à la place du grain de cette plante.

Cet ergot est d'un brun violacé à l'extérieur, blanc-

violet à l'intérieur, d'une saveur amère, âcre et d'une
odeur légèrement vireuse. Nous dirons peu de chose du
Seigle puisqu'il s'agit moins ici de la plante que de la
maladie qui se développe chez elle, mais nous nous
appliquerons à recommander la plus grande circonspection dans l'emploi du Seigle ergoté, particulièrement
aux personnes peu familières avec ce produit dont
l'action est parfois d'une violence inattendue.

L'ergot du Seigle est employé très souvent par les
médecins pour hâter dans certaines circonstances le
travail de l'accouchement. Le pain, ou autre substance
alimentaire, dans laquelle il est entré du Seigle ergoté
en quantité notable, peut donner lieu à des vertiges,
des spasmes, des convulsions et au tétanos; il survient
ensuite un engourdissement des pieds et des mains qui
finissent, après avoir perdu tout sentiment, par se
séparer du corps par gangrène sèche, gangrène qui
précède la mort souvent de quelques heures. Beaucoup
de Champignons vénéneux déterminent des phénomènes
analogues.

L'ergot de Seigle contient de l'azote, de l'huile, et un
principe particulier encore mal déterminé, de la cellu-
lose, etc., etc.

Les principes actifs de l'ergot diminuent et finissent
par disparaître au bout de quelques mois.

D'autres graminées donnent aussi naissance à des ergots, mais le seul en usage est celui du Seigle.

L'usage du Seigle, privé de ce champignon, n'en reste pas moins très utile et très étendu.

On en fait un pain très rafraîchissant. Ce pain mâché avec du beurre et appliqué sur les tumeurs les fait mûrir, la croûte de ce pain rôtie est employée pour nettoyer les dents.

Le pain d'épice, cette rustique friandise des petits et des grands, se fait avec de la farine de Seigle et du miel.

Enfin, quelques personnes font torréfier les grains de Seigle et les mélangent à ceux du Café, mais il s'en faut de beaucoup que le Café y gagne.

Le Seigle vient dans tous les sols, il ne craint pas le grand froid, mais il souffre des gelées et des dégels prompts et successifs.

On a remarqué que plus le terrain était humide plus il y avait d'ergots.

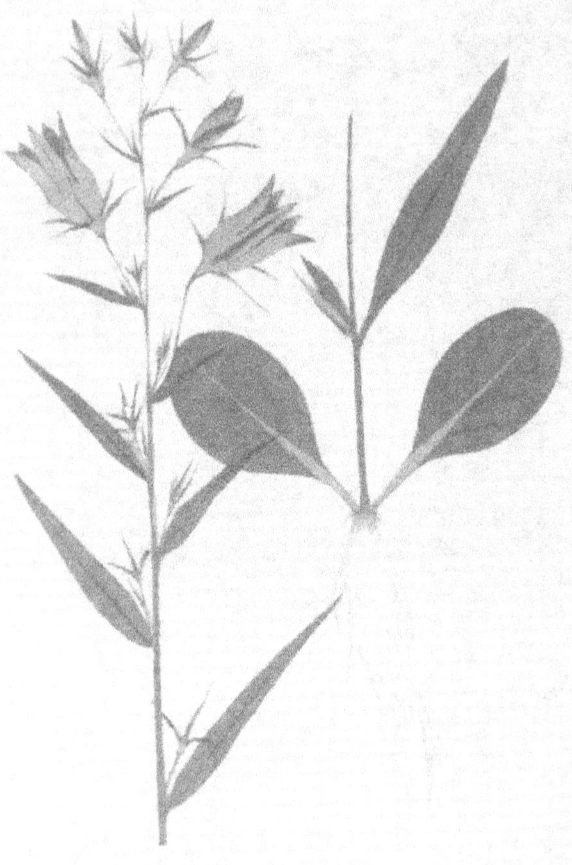

RAIPONCE.

CAMPANULA RAPUNCULUS.

RAIPONCE.

CAMPANULA RAPUNCULUS.

Famille des Campanulacées.

Etym.: De CAMPANULA (petite cloche), et de RAPUNTIUM (petite rave).

Syn. vulg.: Petite-Raiponce-de-Carême, Campanule-Raiponce, Cheveux-d'Evêque, Pied-de-Sauterelle, Rampon, Rave-Sauvage.

Tige de 4 à 9 décim., simple, dressée. Feuilles purpurines ou blanches, disposées en une panicule terminale. Calice à divisions linéaires, tubulées. Feuilles
radicales, oblongues, ovoïdes, atténuées en pétiole à

leur base, vertes, molles et légèrement velues, les caulinaires étroites et pointues.

Racine fusiforme et blanche, très succulente.

Plante bisannuelle, croissant naturellement dans les champs non cultivés. Fleurit de mai à juin.

La RAIPONCE croît en Angleterre, en Suisse, en Allemagne, dans les prés, le long des fossés et des haies.

Cette plante potagère commence à être connue dans les campagnes et cultivée en ville. Sa racine acquiert par la culture des proportions remarquables.

Les campanulacées sont presque toutes lactescentes.

Le suc laiteux qui les rend quelquefois amères n'est pas toujours apparent, surtout dans les jeunes plantes, à cause de la présence d'une assez grande quantité de mucilage, mais il les rend d'une alimentation très agréable. Tel est le cas de la RAIPONCE qui fait l'objet de cette monographie.

On arrache cette plante avant qu'elle ait poussé sa tige, pour la manger seule ou mélangée indistinctement avec toutes les salades dont on use au printemps.

Quoique ses propriétés médicinales ne soient pas d'une très grande activité, il nous paraît cependant utile de les faire connaître, l'hygiène n'y perdra rien.

Plusieurs auteurs, anciens et modernes, s'accordent à dire que la décoction de la plante entière est un remède contre les inflammations de la gorge, et que mangée crue la Raiponce augmente le lait des nourrices. Elle est rafraîchissante, fortifie l'estomac, aide à la digestion, et propre contre la gravelle et la pierre.

En fleurs, cette campanule est du meilleur effet dans les jardins, sur les pelouses, etc. En la mélangeant avec d'autres campanules, qui sont également comestibles, on aura le choix d'en charmer ses yeux ou son estomac.

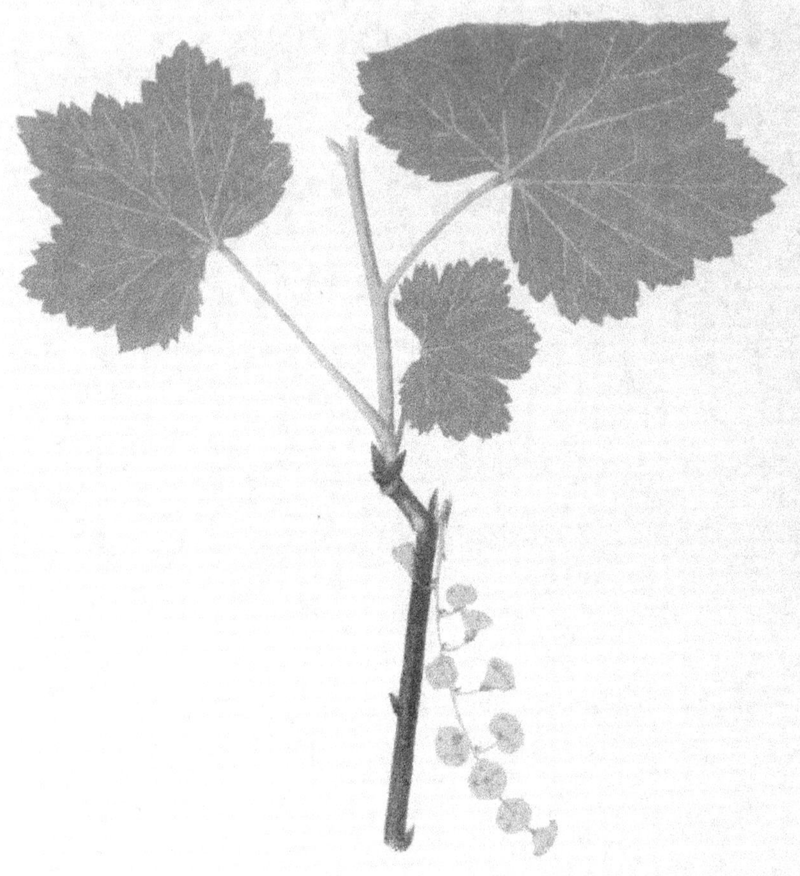

GROSEILLIER ROUGE.
RIBES RUBRUM.

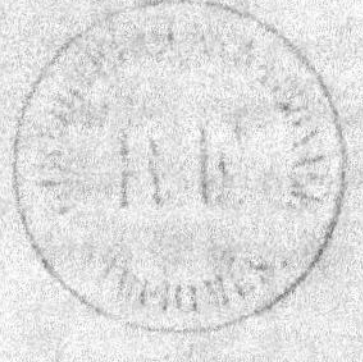

GROSEILLIER.

RIBES RUBRUM. L.

Famille des Grossulariées.

Etym : De GROSSULARIUS, par rapport à la grosseur de ses fruits relativement aux petites espèces.

Syn. vulg.: Groseillier-rouge, Groseillier-d'Outre-Mer, Groseillier-à-grappes, Castillier, Gadellier. *Pour les fruits :* Raisins-d'Outre-Mer, Ribettes, Castilles, Gadelles.

Arbrisseau non épineux, s'élevant à la hauteur de 1 à 2 mètres. Rameaux dressés. Feuilles alternes, amples, glabres ou presque glabres en-dessus, pubescentes en dessous, cordées à la base, palmatilobées à

3-5 lobes, larges, crénelées-dentées. Fleurs d'un jaune verdâtre parfois tachées de brun en-dedans, en grappes axillaires, pluriformes, pendantes. Baies assez petites, globuleuses, très acides, ordinairement rouges, quelquefois blanches, jaunâtres ou roses. Fleurit de mars en mai suivant le climat.

Le genre groseillier constitue à lui seul sa famille.

Cet arbrisseau croît spontanément dans les bois et dans les haies de plusieurs contrées de la France. Il est resté longtemps à l'état sauvage et comme perdu au milieu des plantes qui couvrent abondamment les Alpes. On l'a trouvé dans le même état jusqu'en Laponie. Aujourd'hui, il est cultivé partout.

Les feuilles et l'écorce du GROSEILLIER renferment un suc résineux aromatique. Les fruits mûrs sont remplis d'un mucilage sucré uni à de l'acide malique, à de l'acide citrique et à de la pectine. Le GROSEILLIER rouge est particulièrement très riche de ce mucilage. Son principe colorant est violet, il ne doit sa couleur rouge qu'à la présence des acides.

La racine et les feuilles du GROSEILLIER rouge sont astringentes et employées aussi comme diurétiques.

Les vieux auteurs ont préconisé les fruits du GROSEIL-LIER (appelés groseilles) dans les fièvres aiguës, dans les grandes chaleurs de l'estomac, contre les défaillances du cœur, pour calmer la soif, contre la jaunisse et la dyssenterie.

Les modernes les emploient comme rafraîchissants, tempérants et nutritifs. Mangés en grappes bien mûres, ils excitent l'appétit, sont très salutaires dans les inflammations intestinales chroniques, les maladies du foie, les dartres, le scorbut, le purpura, etc.

Le sirop et la gelée délayés conviennent comme boisson ordinaire, dans les fièvres inflammatoires et bilieuses.

Les fruits du GROSEILLIER blanc jouissent des mêmes propriétés que ceux du GROSEILLIER rouge.

En leur saison de maturité, on fait avec les groseilles, en les écrasant dans de l'eau, une boisson très agréable.

La gelée de groseilles est aussi appelée grossuline.

Avec le fruit entier on fait des conserves que la ville de Bar a mis en réputation et desquelles le roi Stanislas de Pologne faisait ses délices.

Le suc de groseilles mêlé avec égale quantité de suc de verjus, de suc de citron et d'eau ordinaire constitue un des meilleurs gargarismes pour les maux de gorge, de quelque nature qu'ils soient.

Dans le Nord on fait avec les groseilles un vin très agréable dont on retire une assez bonne eau-de-vie. On y fait aussi sécher, dit *Cazin*, les groseilles rouges ou blanches, sur du papier, dans un four attiédi, puis on les conserve dans des boîtes en bois ou en fer blanc, bien closes, et l'on en use comme du thé, ce qui fait une boisson sudorifique et diurétique répondant à tous les cas où les groseilles fraîches sont employées.

Mesué a donné une préparation du nom de *Sapra ribesii* qui n'est autre que de la gelée de groseilles.

Les malades qui toussent doivent s'abstenir d'employer les préparations de groseilles.

On emploie à l'extérieur la gelée en topique sur les brûlures.

Nous terminerons par une réflexion de *Chômel*, qui peut s'appliquer à toutes les choses qui nous sont trop familières, mais qu'il fait à propos du GROSEILLIER :

« On ne fait pas assez de cas de ce qu'on voit tous « les jours. Il faudrait que cela fût bien cher et qu'il « vînt de fort loin, pour qu'on le prisât ce qu'il vaut. »

Les feuilles du GROSEILLIER servent à teindre en jaune, les branches pour teindre en noir. *A. Duchesne.*

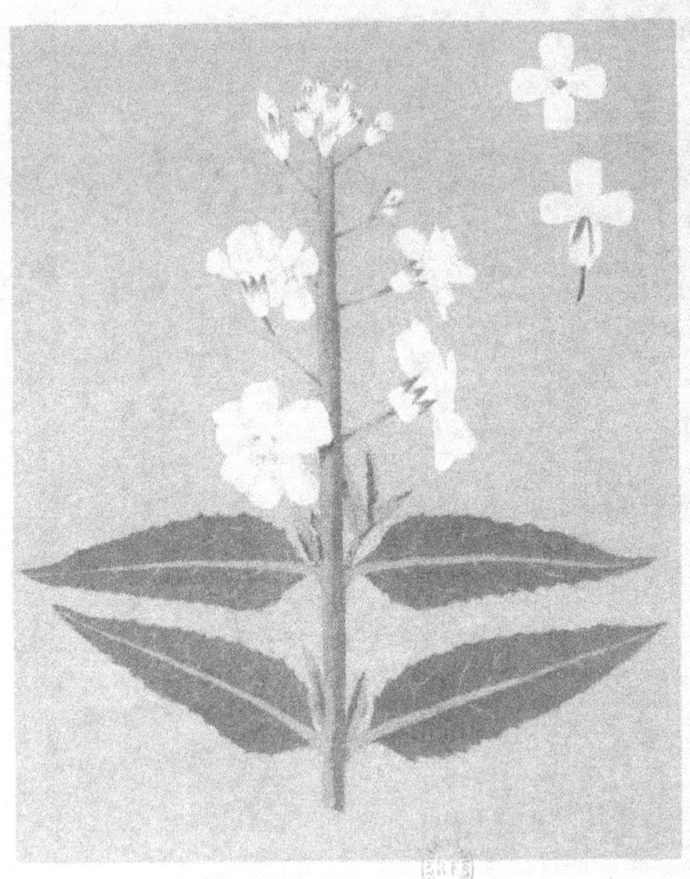

JULIENNE.

HESPERIS MATRONALIS.

JULIENNE.

HESPERIS MATRONALIS.

Famille des Crucifères.

Etym.: D'HESPERIS, *vesper* (le soir), parce qu'on a remarqué
que c'était le soir, après le coucher du soleil, que la Julienne
exhalait le plus d'odeur, et de MATRONALIS parce que ce sont
des femmes qui les premières cultivèrent la Julienne.

Syn. vulg.: Giroflée-musquée, Giroflée-des-Dames, Aragone,
Viola, Violaine, Cassolette, Dames, Girarde, Juliane, Juliane-
des-Jardins, Julienne-des-Jardins, Violette-des-Dames.

Plante bisannuelle ou vivace, pubescente ou velue,
de 4 à 8 décimètres de haut. Tige dressée, grêle, cylindrique, simple ou rameuse au sommet. Feuilles
oblongues ou ovales-lancéolées, acuminées, bordées

de très petites dents : les inférieures atténuées en pétiole ; les supérieures sessiles ou subsessiles. Fleurs blanches ou lilacées, odorantes, en panicule terminale et corymbiforme. Siliques longues, ascendantes, flexueuses ou arquées, glabres ou légèrement pubescentes.

Floraison de mai à juin.

Cette plante se double facilement par la culture.

La Julienne est originaire d'Italie, elle est depuis bien longtemps déjà cultivée dans nos jardins tant à cause de l'odeur suave de ses fleurs que de leur beauté.

Tournefort comptait 26 espèces de Julienne se rapprochant toutes, peu ou beaucoup, de celle dont nous parlons ici.

Quoique cette dernière, pas plus que les autres, ne soit employée en médecine aujourd'hui, il est bon que l'on sache qu'elle jouit des mêmes propriétés et possède les mêmes principes actifs que le Cresson, le Raifort, le Cochléaria, la Capucine, etc., etc.

Les vieux auteurs recommandent la Julienne comme incisive, apéritive et sudorifique. Beaucoup de médecins l'ont employée avec succès dans les affections scorbutiques, dans les catarrhes pulmonaires chroniques, l'asthme humide, les affections scrofuleuses, etc., etc,

La Julienne se multiplie très facilement, soit de

graine, soit par boutures, soit par éclats de plant enraciné.

La JULIENNE que nous avons représentée pour servir à cette monographie est la JULIENNE double. Nous avons mis, à droite en tête, deux fleurs coupées de JULIENNE simple.

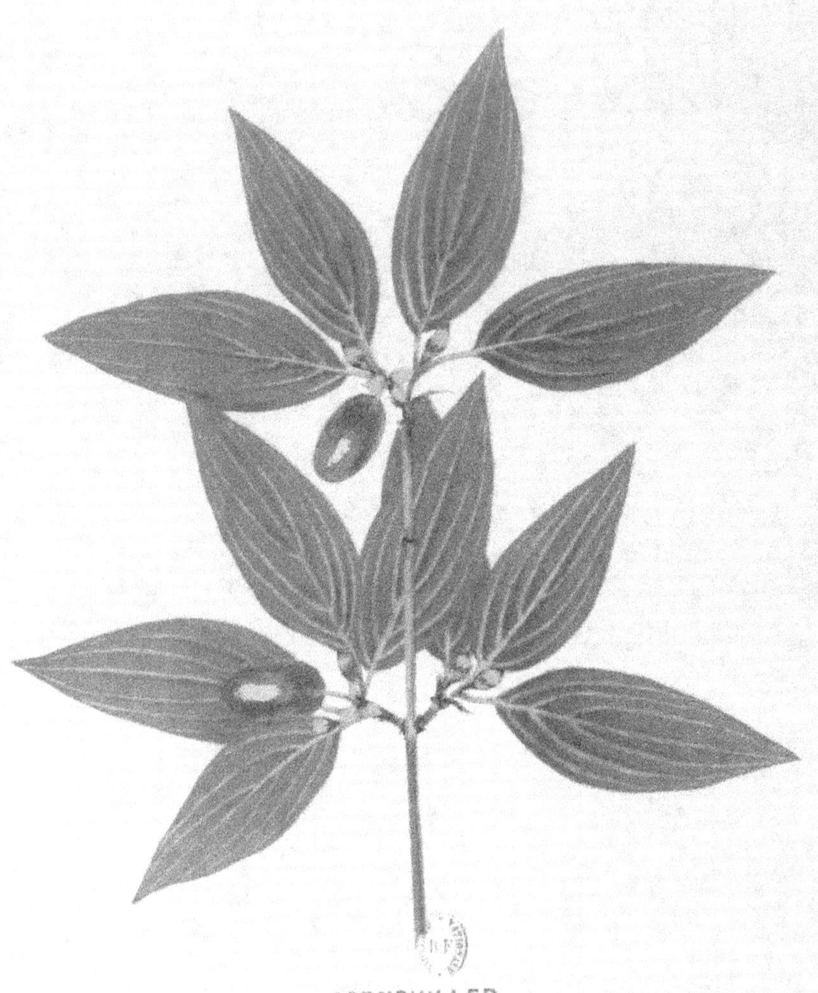

CORNOUILLER.

CORNUS MAS. L.

CORNOUILLER.

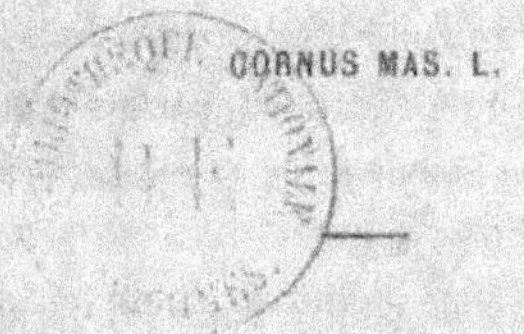

CORNUS MAS. L.

Famille des Hédéracées.

Etym. : De CORNE, parce que le bois du Cornouiller et les
noyaux des fruits sont durs comme la corne.

Syn. vulg. De l'arbre : Corneillier, Cornillier, Cornoiller, Cor-
noillier, Cornier, Cournier, Caneulé, Cuernier.
Du fruit : Cornouilles, Cornioles, Corneilles, Cor-
noille, Cornole, Cornes.

Arbrisseau de 3 à 4 mètres de haut, branches verdâtres ou grises. Les jeunes rameaux pubescents.
Feuilles opposées, brièvement pétiolées, ovales, oblongues, acuminées, entières, pubescentes, d'un vert pâle
en-dessous où les nervures s'accusent fortement. Fleurs

petites, jaunes, se développant avant les feuilles, disposées en ombelles simples, latérales ou terminales, accompagnées d'un involucre à 4 folioles membraneuses, ovales et concaves. Corolles à pétales infléchis. Fruit oblong, de la grosseur d'une cerise, ombiliqué au sommet, d'un beau rouge carminé, parfois d'un rouge jaunâtre, doué d'une saveur acide et acerbe.

Fleurit de février à avril.

Cet arbrisseau, qu'on cultive dans les jardins, est très commun dans les bois où il vit des siècles, bravant l'intempérie des saisons, après avoir pris son entier développement qui dure une quinzaine d'années.

Les Cornouillers comprennent une vingtaine d'espèces.

Le bois du Cornouiller est très dur, tenace, d'un grain très fin, susceptible d'un beau poli et très employé pour les ouvrages du tour, pour les manches d'outils, les scions de lignes, etc. Les anciens en faisaient des piques et des javelots.

Théophraste et *Pline* parlent du Cornouiller, et *Virgile* aussi dans son *Enéide* et dans ses *Georgiques*.

Les Cornouilles ne se mangent guère que lorsqu'elles ont subi un commencement de fermentation, comme les Nèfles et les Sorbes fraîches ; elles apaisent la soif.

Jean *Liebault*, en sa *Maison rustique*, et *Matthiole*, en

ses *Commentaires*, affirment que « si les abeilles goû-
tent aux fleurs de CORNEILLER, elles prennent un flux de
ventre dont elles meurent. »

Les Cornouilles desséchées, puis, pulvérisées, res-
sèrent le ventre à la dose de 4 à 5 grammes au plus ;
mais, ainsi prises, elles valent toujours moins qu'en
décoction.

L'écorce des branches et des rameaux du CORNOUILLER
a la même propriété que le fruit. On la dit, de plus,
propre à remplacer le Quinquina dans plusieurs cas.

L'amande fournit une huile pouvant servir à l'éclai-
rage et à la fabrication du savon.

On prépare un électuaire avec la pulpe des Cornouilles
passée au tamis ; il est propre pour réveiller l'appétit.
On l'emploie dans la dyssenterie depuis 8 grammes
jusqu'à 15.

On fait aussi une conserve avec cette pulpe en y
ajoutant du sucre ; elle s'emploie à la dose de 15 à
30 grammes.

Enfin, il y a le vin de Cornouilles. Voici la vielle re-
cette de Jean *Bauhin* : par 5 kil. de Cornouilles mettre
50 litres de bon vin, ajouter 6 litres d'eau ferrée ; laisser
fermenter le tout pendant quinze jours, puis soutirer
et mettre en bouteilles pour s'en servir contre le dé-
voiement.

Le suc de Cornouilles, épaissi sans addition de sucre, s'appelle *Rob de Cornu*. Ce rob a les mêmes vertus que le vin ; la dose est de 15 grammes.

On peut employer les Cornouilles desséchées, dans les tisanes rafraîchissantes.

En Autriche et en Allemagne, on mange ces fruits crus ou confits dans le sel et dans le vinaigre.

Les moutons et les chèvres broutent les feuilles du CORNOUILLER, mais les insectes n'y touchent jamais ; les chenilles même, parmi les arbres d'agrément qu'elles dévorent, respectent celui-ci.

Le bois et l'écorce de CORNOUILLER teignent en jaune.

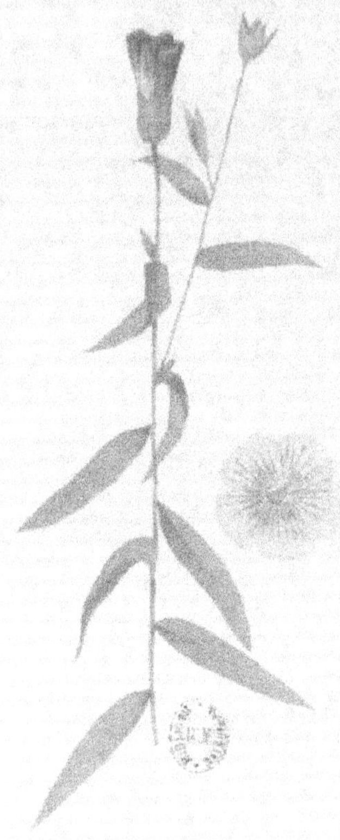

LIN
LINUM USITATISSIMUM.

LIN.

LINUM USITATISSIMUM.

Famille des Linées.

Etym : Du grec, Linon, Fil.

Syn. vulg : Lin cultivé, Lin chaud.

Plante annuelle herbacée, tige simple, droite, grêle, ronde et glabre, de 3-7 décim. Feuilles sessiles, épaisses, très étroites, lancéolées, d'un vert tendre. Fleurs pédonculées, d'un bleu céleste, axillaires en haut de la plante ou solitaires et terminales.

Se montrent en juin et août.

Il y a beaucoup de variétés de Lin ; elles sont toutes plus ou moins adoucissantes, sauf le *Lin cathartique*, dit *Linet* ou *Lin sauvage*, dont les fleurs sont blanches, et qui est légèrement purgatif.

Le Lin nous est venu d'Italie, où l'introduisirent les Germains et les Gaulois, qui le cultivaient déjà depuis longtemps.

Cette plante est inodore et presque sans sapidité.

Ses semences sont la seule partie usitée en médecine; elles ont une saveur douceâtre, mucilagineuse et huileuse.

Outre le mucilage, elles fournissent environ un cinquième de leur poids d'une huile grasse légèrement verdâtre quand elle est faite à froid, inodore, épaisse, siccative, très usitée dans les arts pour préparer des vernis ou gommer des étoffes, en chirurgie pour fabriquer des sondes, des bougies, des canules, etc., que le commerce frauduleux dit être en gomme élastique ; elle entre dans la composition de l'encre d'imprimerie.

Le tissu cortical du Lin, dépouillé de sa gomme par le rouissage, sert à faire du fil qui, de métamorphose en métamorphose, après avoir été du papier, même du papier brûlé, donne encore de l'huile.

La graine de Lin est un émollient non moins efficace que la Guimauve. On l'emploie à l'intérieur et à l'extérieur pour combattre les inflammations des intestins, des reins, de la vessie et de l'urètre; la dysurie, la strangurie, la blennorrhagie, les phlegmons, les plaies douloureuses, etc., etc.

Pour tisane, on en fait une légère décoction; celle-ci doit être plus concentrée quand elle est destinée aux lotions ou injections. La farine de graine de Lin sert à préparer des cataplasmes; privée de son huile et réduite en tourteaux, elle est un très bon engrais pour la volaille.

L'huile de graine de Lin s'emploie : soit comme laxative en potion, soit comme émolliente en onctions, soit seule, soit mélangée avec le laudanum, le baume tranquille, etc. A l'intérieur, elle ne peut être employée que très fraîche.

La bonne qualité de sa farine se reconnaît à la couleur jaune brunâtre de cette dernière, mais non blanchâtre; elle doit être molle, onctueuse, grasse au toucher et non sèche et pulvérulente; enfin, elle doit graisser promptement le papier qui la contient.

Préparations et doses.

En infusion (graine) 6 à 45 grammes par litre d'eau.

En décoction (graine dans un nouet de linge) 30 à 60 grammes par litre d'eau.

Quelques secondes d'ébullition.

Le docteur *Récamier* conseillait de préparer à froid la tisane de graine de Lin, la dose était la contenance d'un dé à coudre de graine pour une carafe d'eau, en prenant la précaution de renfermer cette dose de graine dans un linge avant de l'introduire dans la carafe.

En cataplasme, 30 à 50 grammes de farine par litre d'eau ; on fait bouillir ce mélange.

La graine de Lin entre dans le *sirop de prassio* de *Mésué*, dans l'*onguent d'althæa* de Nicolas *d'Alexandrie*, dans le *mondificatif de résine* de Joubert, dans l'*emplâtre diachylon magnum*, etc.

Le LIN mériterait bien d'être cultivé dans les parterres, tant à cause de son port, qu'à cause de la beauté de ses fleurs.

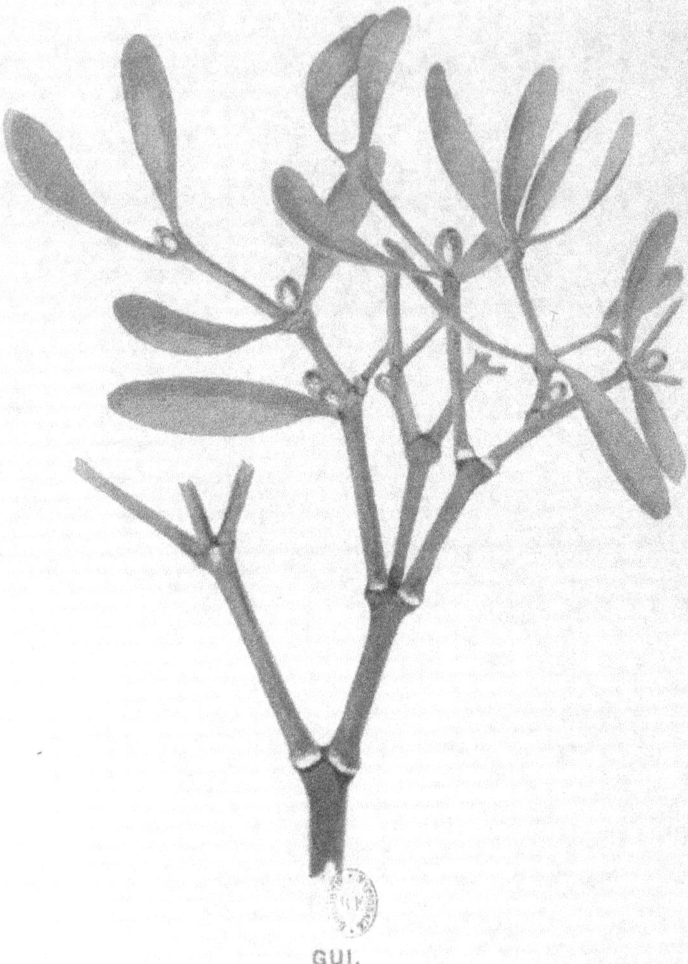

GUI.

VISCUM ALBUM. L.

GUI.

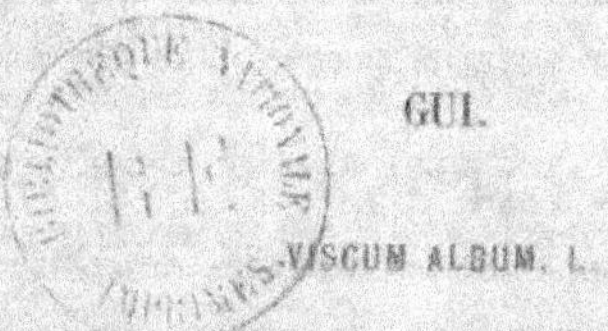

VISCUM ALBUM. L.

Famille des Loranthacées.

Étym. : De Viscum, visqueux.

Syn. vulg. : Gui blanc, Pomme hémorrhoïdale.

Arbrisseau parasite, ordinairement d'un vert jaunâtre, glabre dans toutes ses parties. Taille de 2 à 5 décimètres. Tige ligneuse, cylindrique, à rameaux articulés, divergents, formant une touffe arrondie, presque
globuleuse. Feuilles opposées, simples, sessiles, légèrement épaisses, charnues, oblongues, entières, obtuses,
atténuées à la base. Fleurs d'un jaune verdâtre, ses-

siles, réunies au nombre de 3-6 en petites têtes terminales ou axillaires. Baies globuleuses, blanches, presque transparantes à leur maturité, gorgées d'un suc mucilagineux, visqueux.

Floraison de mars à mai.

Le Gui se développe sur les branches des poiriers, des pommiers, des amandiers, des sorbiers, des saules, des peupliers, de l'aubépine, etc., mais très rarement sur les chènes, en France surtout.

Il ne nous paraît pas prouvé qu'il y fût plus abondant au temps des Gaulois, qui avaient pour le Gui du chêne un respect superstitieux et qui lui attribuaient les plus merveilleuses propriétés.

Suivant *Pline*, les druides récoltaient en grande pompe le Gui du chêne, avec une serpe d'or, et après sa consécration par une cérémonie religieuse, il était présenté au peuple comme une panacée universelle !

La graine du Gui que sa glu retient à la surface des branches des arbres en hiver, germe en mai, mais n'entre en végétation qu'au printemps de la troisième année, époque où il développe ses deux premières feuilles. Les fleurs n'apparaissent ensuite que vers la cinquième ou sixième année.

Lorsqu'il est frais le Gui exhale une odeur nauséabonde.

Rameaux, feuilles et fruits sont amers et légèrement acerbes. *Colbatch*, médecin anglais, a publié une longue dissertation sur les vertus du Gui, associant ses propriétés à celles du Quinquina. Son enthousiasme n'a pas empêché le Gui d'être aujourd'hui tout à fait délaissé.

Les feuilles du Gui ont été préconisées comme antispasmodiques et antiépileptiques.

Pitton de Tournefort recommande le Gui, mais le Gui de chêne seulement. Nous passerons sur les formules qu'il a données touchant son emploi contre les maladies du cerveau et plusieurs autres.

Les baies mûres, écrasées et étendues sur des étoupes en forme de cataplasme pour être appliqué sur la partie souffrante, sont encore employées contre la goutte.

Le Gui entre dans la poudre de Guttète.

Simon *Pauli* assure que la poudre du Gui est un très bon remède contre la pleurésie. *Ray* et *Boyle* le confirment. Ce remède, paraît-il, provoque les sueurs et se compose de 4 grammes de poudre dans un bol d'infusion de chardon béni.

De toute la plante on retire la glu.

Nos aïeux ont connu la glu si funeste aux petits oiseaux, dont les protecteurs ont mis bien du temps à venir.

Cette glu provenait de la baie du Gui d'abord, et en-

suite de la plante entière. On les pilait, les faisait
bouillir dans l'eau et on les mettait ensuite pourrir à
la cave jusqu'à leur transformation en masse visqueuse
que l'on débarassait par le lavage des matières étran-
gères, et la glu était faite.

Aujourd'hui on retire la glu de la seconde écorce du
Houx par le même procédé.

Quelques auteurs, *Chomel*, entre autres, ont employé
la glu contre la goutte, et en ont, disent-ils, reconnu
les bons effets. Ce traitement nous paraît tenir de très
près au cataplasme de baies dont nous parlions plus
haut.

Il faut se défier des baies du Gui qui purgent violemment et sont regardées comme vénéneuses.

Il convient de laisser aux grives et aux merles une
nourriture dont ils sont très friands.

La planche du Gui représentée ici donne l'aspect de
la plante un peu avant sa maturité.

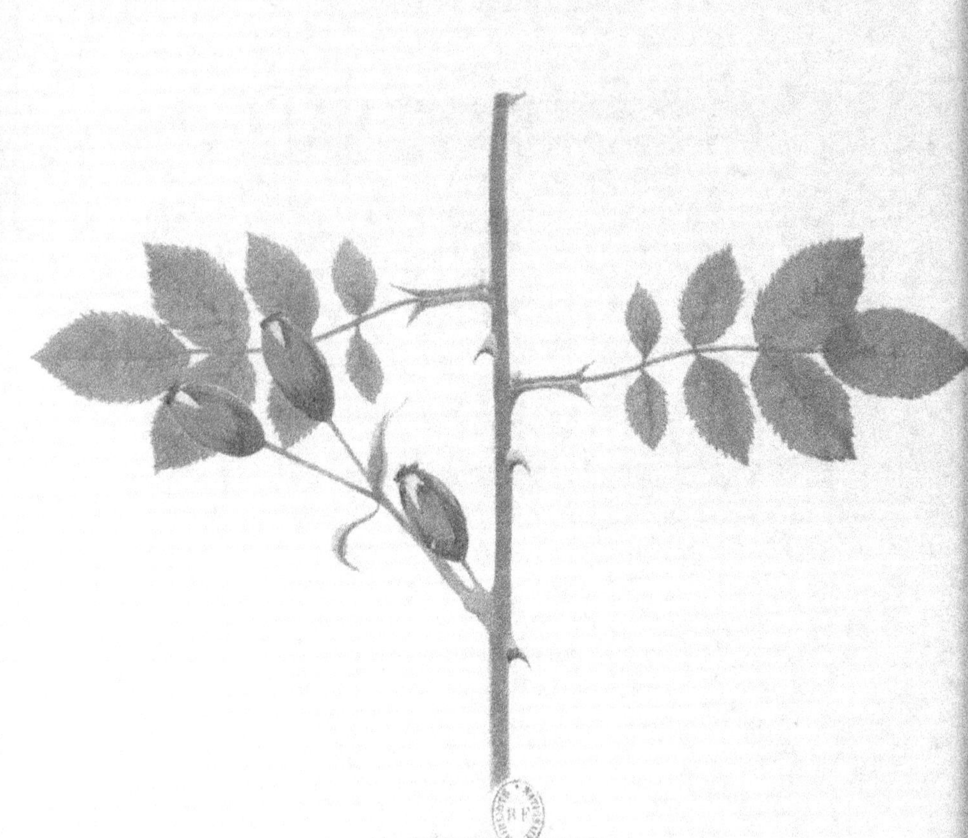

ROSIER SAUVAGE.

ROSA CANINA

ROSIER-SAUVAGE.

ROSA CANINA. L.

Famille des Rosacées.

Etym. : Cette espèce doit son nom de *Rose de chien* à ce que, dans l'antiquité, sa racine passait pour être un remède contre la rage.

Le nom ancien du Rosier-Sauvage était *Cynorrhodon*.

Syn. vulg. : Eglantier sauvage, Rosier de chien, Rosier canin, Rosier des haies, Rosier des buissons, Gratte-Cul, Agalancé, Agalancié, Aiglantier, Galancier, Rose-Cochonnière, Rose-Sorcière, Cynorrhodon.

Arbrisseau de 1 à 3 mètres. Rameaux épineux et diffus, aiguillons robustes, comprimés, élargis à la base, pointus et courbés au sommet. Feuilles à 5-7 folioles, glabres, ovales ou oblongues, souvent acuminées

dentées ou doublement dentées. Fleurs à 5 pétales ordinairement roses, quelques fois blanchâtres, toujours
odorantes, solitaires ou réunies en corymbes. Fruit
ovoïde ou subglobuleux, d'un rouge orange, carminé à
la maturité.

Floraison de mai à juin.

On trouve cet arbrisseau dans les haies, dans les
bois et parmi les buissons.

Tragus, *Cesalpin* et plusieurs autres auteurs ont considéré la racine de l'Eglantier comme un remède contre
la rage.

Il est utile d'ajouter que rien n'est moins prouvé, et
qu'il serait dangereux, à coup sûr, se fiant aux affirma-
tions de ces vieux maîtres, de retarder dans un cas de
morsure suspecte l'appel d'un médecin.

C'est le chevalier *Digby*, qui nous a laissé la formule
d'un remède contre la rage, remède qui passait pour un
secret de famille, et dans lequel entrait la racine d'é-
glantier.

Les curieux trouveront cette formule dans *Chomel*.

Les fleurs de l'Eglantier sont purgatives comme les
fleurs des autres roses, mais le sirop que l'on prépare
avec les premières est bien plus astringent.

Les fruits de l'Eglantier sont appelés Gratte-Cul, et
sont employés dans leur état de parfaite maturité à pré-

parer une conserve astringente, connue sous le nom
de *conserve de cynorrhodon*.

Les fruits sont employés, à l'intérieur, comme leur
conserve, dont l'astringence est connue, concassés à la
dose de 30 à 60 grammes en décoction par litre d'eau.

La conserve de 30 ou 60 grammes, seule ou dans
du vin.

À l'extérieur, décoction des fleurs et des fruits en
collyre.

Avec les jeunes jets et les racines d'Eglantier, les
Tartares Beltires préparent une boisson qu'ils prennent
en guise de thé.

Le poil qui entoure les semences de l'Eglantier est à
éviter avec le plus grand soin dans toutes les préparations composées avec le fruit, car ce poil, lorsqu'il s'at-
tache aux doigts ou à quelque autre partie du corps, y
occasionne, en pénétrant la peau, des démangeaisons
très importunes.

On a donné le nom de *Spongiola*, *Bédéguar* ou *Galle
d'Eglantier*, à l'excroissance spongieuse et chevelue qui
naît sur les branches du ROSIER-SAUVAGE (*). Elle a été

(*) Cette excroissance est due à la piqûre d'un insecte parasite
nommé *Cynips rosæ*; elle contient une grande quantité de
cellules qui renferment autant de larves de l'insecte. Nymphes
tout l'hiver, le printemps les voit sortir insectes parfaits.

employée contre le scorbut, le goitre, les vers et la dyssenterie; la dose en était depuis 1 gramme jusqu'à 4.

Ces éponges devaient être cueillies sur la fin de l'automne et par un temps bien sec. On les faisait sécher en un vase de terre parfaitement clos, dans un four après qu'on en avait retiré le pain; puis, on les réduisait en poudre dans un mortier de marbre, etc., on la conservait en des flacons hermétiquement bouchés.

Cette poudre se prenait dans du vin blanc.

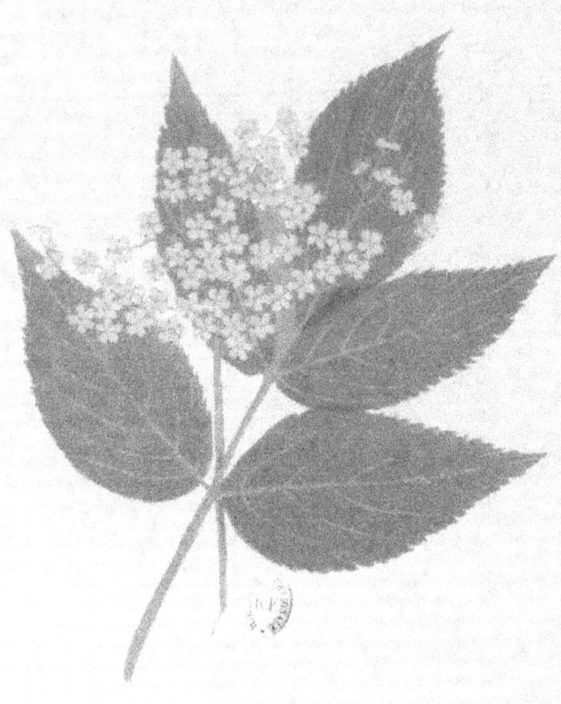

SUREAU

SAMBUCUS NIGRA.

SUREAU.

SAMBUCUS NIGRA. L.

Famille des Caprifoliacées.

Etym. : Quelques auteurs prétendent que SUREAU vient de
SAMBUCA, Sambuque, espèce de flûte que les anciens
faisaient en bois de Sureau ; d'autres disent que
SAMBUCA vient de *Sambix* l'inventeur de l'instrument.
Furetière prétend, lui, que c'est du nom de l'instru-
ment que l'on a fait celui de la plante.

Syn. vulg. : Sureau noir, Sureau commun, grand Sureau,
Sambequier, Suyer, Seu, Seur, Sue, Supier, Suseau.

Le SUREAU est un arbrisseau élevé en arbre, tige et
rameaux à écorce grisâtre, à canal médullaire très dé-
veloppé. Feuilles opposées, segmentées, sans stipules.
Fleurs d'un blanc jaunâtre à odeur pénétrante. Fruits
noirs. Fleurit juin, juillet.

Très commun dans les haies et dans les bois. Le
SUREAU se plaît un peu partout.

Il convient de cueillir les fleurs de Sureau aussitôt qu'elles sont écloses, puis les faire sécher à l'ombre en lieu très sec.

Les baies se récoltent à leur parfaite maturité.

La seconde écorce un peu avant la floraison, et ne s'emploie que fraîche.

Toutes les parties du SUREAU sont utilisées, mais ont des applications bien différentes.

Les fleurs sont diaphorétiques et administrées comme telles. Il faut les employer sèches; à l'état frais, elles relâchent le ventre et activent la sécrétion des urines.

Les feuilles sont laxatives mais très peu usitées. *Hippocrate* les employait contre l'hydropisie.

Les baies sont sudorifiques à très petite dose, mais violemment purgatives à dose élevée.

La seconde écorce, c'est-à-dire l'enveloppe verte de la tige, a une action purgative, hydragogue, que *Boerhaave*, *Sydenham*, etc., ont employée avec succès contre l'hydropisie.

La racine est aussi purgative.

Quand aux usages externes, l'infusion des fleurs est résolutive, et les feuilles appliquées en cataplasme, cuites avec du persil, calment parfois les douleurs hémorrhoïdales.

Les baies presque noires et remplies d'un suc rouge

foncé, étaient appelées autrefois dans les pharmacies *Grana actes*. *Hippocrate* les employait comme purgatif drastique dans l'hydropisie.

L'écorce intérieure, (entre pelure) le liber de la racine, les feuilles et les fleurs du Sureau sont usités. L'écorce intérieure est la partie de toute la plante qui a le plus d'énergie à l'état frais, en cet état, son emploi inintelligent peut amener des effets d'une importance redoutable. Elle perd la plus grande partie de ses propriétés par la dessiccation.

Les fleurs de Sureau seules ou en décoction, réussissent dans l'érysipèle.

Les bourgeons de Sureau purgent assez violemment par haut et par bas.

Le Champignon qui croît sur le Sureau, appelé vulgairement Oreille de Judas, sert contre les affections des yeux. On l'emploie aussi contre l'esquinancie.

Le docteur *Torn Bull*, a donné la formule suivante contre le rhumatisme chronique : Bois de Sureau, 60 gr.; alcool étendu d'eau, un litre; laisser macérer 14 jours, exprimer à travers un linge et filtrer. A prendre, 12 à 15 gr. par jour.

Guibourt prépare, avec les baies, un extrait nommé *Rob de Sureau*, qui est purgatif à la dose de 12 à 15 gr.

Suivant le même, l'écorce des jeunes branches de

Sureau, récoltées en automne après la chute des feuilles et lorsque son épiderme est devenu gris et tuberculeux, est employée comme purgative dans l'hydropisie.

Les fleurs de Sureau, mises dans du vinaigre, lui donnent une saveur agréable et toute particulière ; il prend alors le nom de *Surat, Surard* ou *Sural*. À Berg-op-Zoom, elles entrent en assez grande proportion dans la fabrication du cidre. Chez nous, quelques vignerons la mêlent au moût de raisin pour lui donner une odeur de muscat.

Les baies, mises en fermentation avec du sucre, du gingembre et du girofle, produisent une sorte de vin qui fournit à la distillation un alcool employé dans les arts.

Tous les bestiaux s'éloignent du Sureau, cependant plusieurs auteurs assurent que les moutons mangent ses feuilles, mais se gardent bien de toucher aux baies qui sont un poison pour eux.

Avec le jeune bois de Sureau les enfants font des canonnières ou sarbacanes, des sifflets, des scions de ligne et des mirlitons.

Les feuilles et les fleurs teignent le cuir en jaune. L'écorce et les jeunes branches teignent la laine alunée en vert-pomme.

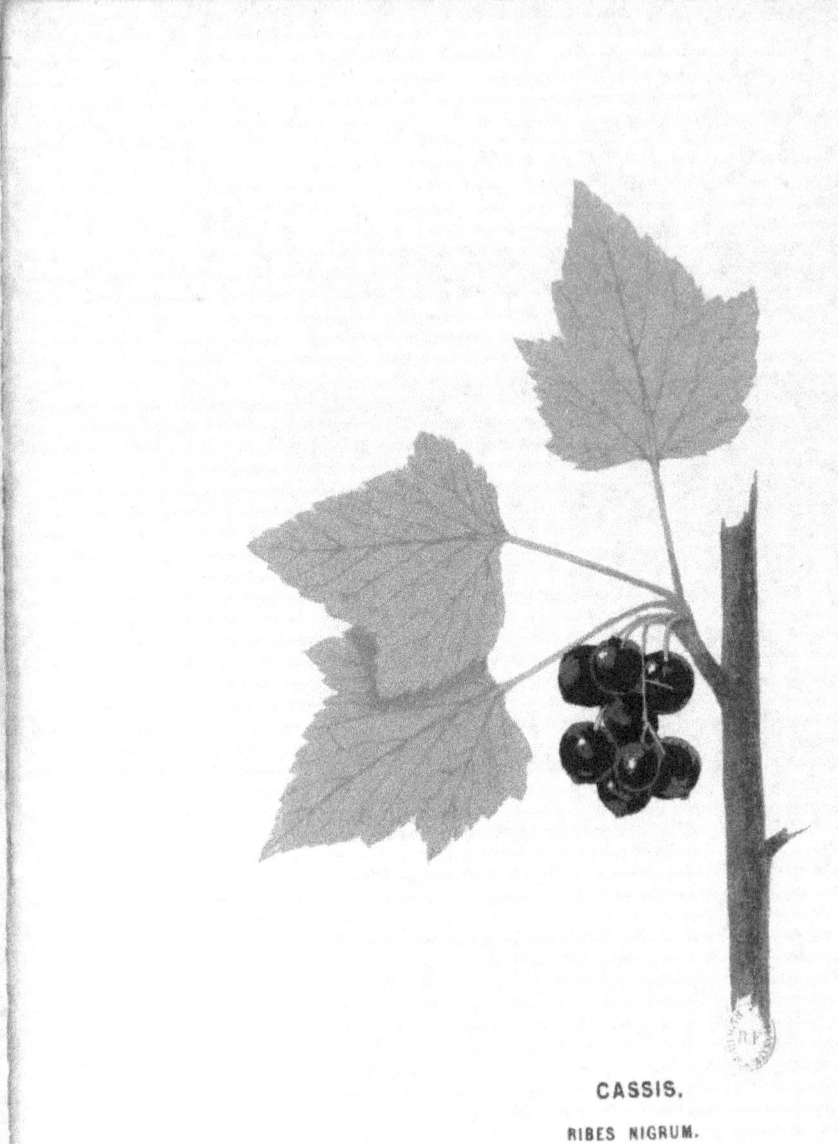

CASSIS.
RIBES NIGRUM.

———

CASSIS.

RIBES NIGRUM.

———

Famille des Grossulariées ou Ribesiacées.

Etym.: Le nom de CASSIS est entré tardivement dans notre langue.
Origine inconnue. Littré.

Syn. vulg. : Groseillier noir, Cassier des Poitevins, Poivrier,
Groseillier noir de Pensilvanie.

Arbrisseau buissonneux connu de tout le monde.

Fleurs verdâtres, rougeâtres en dedans ; calice pubes-
cent-glanduleux, à limbe élargi campanulé. Fruit noir,
globuleux, glabre, d'une saveur aromatique.

Avril, mai. Cultivé.

Cet arbrisseau est originaire de l'Europe, mais ne
paraît pas avoir été connu des anciens.

Il est cultivé dans tous les jardins. Les feuilles ont

une saveur légèrement acerbe ; les fruits sont doués d'une acidité très agréable. Ils renferment une huile volatile, amère, considérée comme tonique et qui réside dans leur enveloppe. C'est à cette huile que les baies et les feuilles du Cassis doivent leur odeur aromatique toute particulière.

C'est donc par ses fruits noirs et son odeur aromatique que se distingue cet arbuste qui croît presque partout. Ses fruits passent pour toniques, stomachiques : on en prépare par macération une liqueur ou ratafia connu sous le nom de Cassis, qui facilite la digestion et ne paraît pas être prêt à perdre la vogue que lui ont faite nos ancêtres, vogue qui se soutient si bien encore aujourd'hui.

Les feuilles du Grosellier noir, dit *Cazin*, passent aussi pour être diurétiques. Les fruits conviennent dans les angines et dans quelques cas de diarrhée ou dissenterie chronique.

Le même docteur conseille aux moissonneurs, qui trop souvent ne font usage que d'eau froide pendant leurs travaux, de se désaltérer avec des feuilles de Cassis macérées à froid dans de l'eau, en ajoutant à cette macération 4 à 5 cuillerées à bouche d'eau-de-vie par litre de macération. Les feuilles se prennent aussi en infusion théiforme contre les douleurs d'estomac et parfois réussissent, ainsi préparées, contre la migraine.

Il parut, en 1742, à Bordeaux, un Traité assez étendu sur *les Propriétés admirables du Cassis*, qui passait alors pour une panacée universelle. Le succès de ce Traité fut de courte durée, et tomba dans l'oubli, ce qui discrédita le CASSIS qui méritait peut-être un meilleur sort.

Le docteur *J. Massé* préconise le CASSIS contre les coupures les plus profondes; il le classe parmi les meilleurs toniques; suivant lui, la décoction des feuilles guérit la gravelle; enfin, il le recommande comme un remède *des plus puissants* contre les nodosités de la goutte. Voici la préparation qu'il indique : Une poignée de feuilles de CASSIS, autant de laurier commun, de sauge et de romarin. Mettez dans du vin blanc et laissez digérer sur cendres chaudes pendant environ 24 heures. Cette décoction doit se faire dans un vase neuf vernissé, qui peut être conservé pour le même usage. On se frotte 10 à 12 fois par jour les endroits où sont les nœuds avec cette préparation chaude.

Nous renvoyons à cet auteur, qui s'étend très longuement sur les diverses propriétés de cet arbrisseau.

Quelques auteurs ont prêté au CASSIS la propriété de remédier aux accidents qui surviennent à la suite de la morsure des vipères et des chiens enragés. Ce sont, à notre avis, des remèdes auxquels la sagesse et l'expérience ne doivent pas donner créance.

Les baies de Cassis se mangent rarement crues.

Leur jus teint en bleu par les alcalis et en pourpre violet par les sels d'étain. Les feuilles donnent une teinture jaune qui sert parfois encore à colorer l'eau-de-vie.

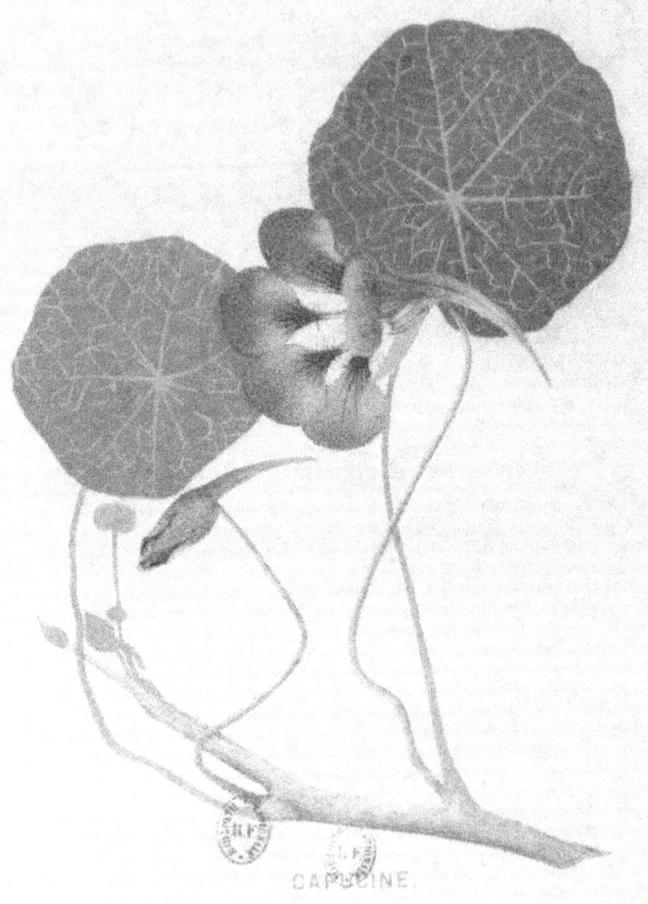

CAPUCINE.

TROPÆOLUM MAJUS. L.

CAPUCINE.

TROPÆOLUM MAJUS. L.

Étym.: De capuce, capuchon ; du grec *tropaion*, trophée ; parce
que sa feuille et sa fleur rappellent le bouclier et le
casque qui ornent les trophées d'armoiries. Suivant
Littré, Capucine viendrait de Capucin à cause que
ses fleurs ont forme de capuchon.

Syn. vulg.: Cresson d'Inde, Cresson du Pérou, Cressou du
Mexique, fleur de Sang. fleur Sanguine.

Plante annuelle poussant de sa racine fibreuse des
tiges nombreuses déliées, cylindriques, succulentes,
vertes et lisses, qui s'élèvent au moyen de supports
jusqu'à la hauteur de deux mètres et plus. Feuilles alternes, dépourvues de stipules, longuement pétiolées,

ombiliquées, arrondies et entières, lisses et légèrement glauques. Fleurs axillaires très longuement pédonculées, solitaires, mais très nombreuses et se développant successivement ; grandes, d'une forme élégante et d'un jaune-orange ponceau très éclatant.

La Capucine est originaire du Mexique et du Pérou, où elle est vivace, tandis que chez nous elle est annuelle.

Les feuilles, les fleurs, les boutons et les fruits tendres sont usités.

Toutes les parties de cette plante ont une odeur piquante et une saveur âcre et chaude qui est particulière aux plantes de la famille des crucifères, et rappelle celle du cresson alénois.

La plante entière est employée dans le scorbut, les scrofules, etc. Les boutons de ses fleurs et ses fruits confits dans du vinaigre s'emploient comme assaisonnement. De ses fleurs on pare les salades avec lesquelles elles sont mangées au grand plaisir du goût.

La Capucine est un stimulant extrêmement énergique et un anti-scorbutique qui pourrait rivaliser avec un des meilleurs fourni pas la famille des crucifères.

La Capucine fut apportée en Europe pour la première fois, en 1584, et élevée dans le jardin du comte de Bewerning, en Hollande. Cultivée en France, depuis la

fin du xviiᵉ siècle, comme plante d'ornement, elle ne
paraît pas avoir été bien suivie comme plante médicinale.

C'est la fille de Linné qui observa la première que
le matin, avant le soleil levé, et le soir, après son coucher, pendant le crépuscule seulement, les fleurs de la
CAPUCINE laissent échapper de petites étincelles et de
légers éclairs paraissant avoir quelque rapport avec
l'étincelle électrique. Valmont-Bomare, en rapportant ce
fait, ajoute que cette particularité se remarque aussi sur
le Souci.

En Amérique, on emploie très souvent le suc de
CAPUCINE.

Il serait à désirer que les propriétés de cette plante
fussent mieux connues et que son emploi ne restât pas
confiné dans une office.

Le jus de la plante teint la laine en jaune très solide,
mais ce jaune n'est pas agréable à l'œil.

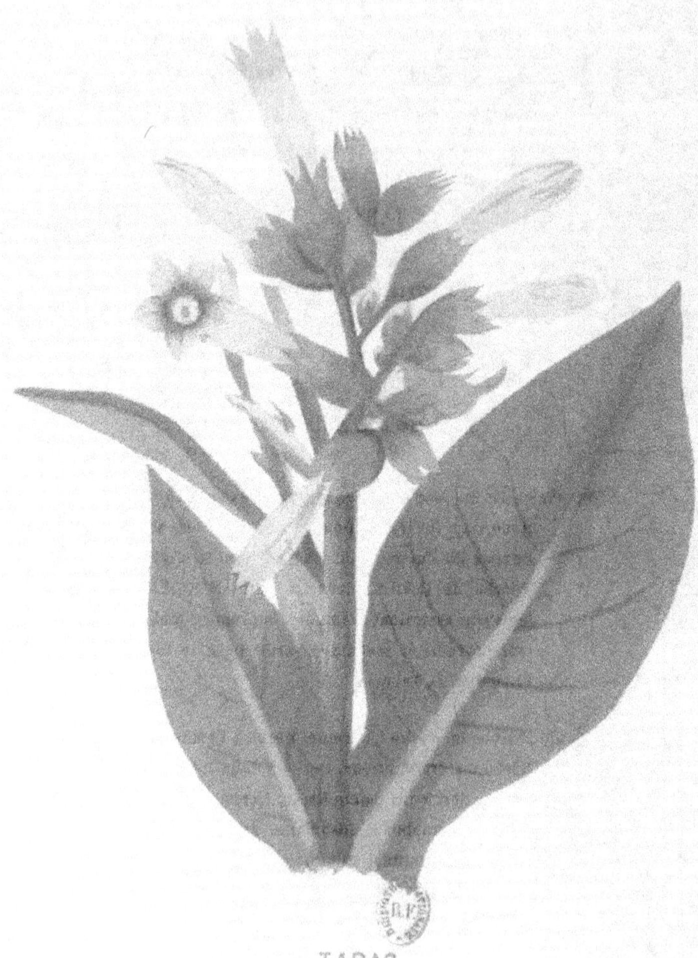

TABAC.

NICOTIANA TABACUM.

TABAC.

NICOTIANA TABACUM.

Famille des Solanées.

Étym : Selon les uns, son nom viendrait de TABACO, ville d'Amérique où il fut trouvé pour la première fois. Suivant *Maxime du Camp*, TABACO serait le nom d'un tison d'herbe de Cohiba, dont les naturels de l'île de Gouaham aspiraient la fumée ; le premier mot ayant seul prévalu, et prenant la partie pour le tout, de Tabaco on fit Tabac.

Syn. vulg : Nicotiane, Herbe à la reine, Herbe à l'ambassadeur, Herbe du grand prieur, Herbe à tous maux, Herbe sainte, Herbe de Sainte Croix, Herbe sacrée, Tournaboue, Tarnaboue, Jusquiame du Pérou, Panacée antarctique, Petun, Petun mâle.

Plante de 1 m. 20 à 1 m. 60, tige dressée, forte, rameuse, creuse, pubescente. Feuilles très amples, alternes, sessiles embrassantes, d'un beau vert. Fleurs jaunâtres, purpurines en panicules lâches, terminales; corole infundibuliforme.

Fleurit juillet-août.

Le Tabac est originaire de l'Amérique méridionale, et fut importé en France par *Jean Nicot*.

Les feuilles sont les seules parties de la plante qui soient employées; mais leur action énergique a si souvent occasionné de graves accidents, qu'il convient d'attendre la presciption d'un médecin avant d'en faire usage.

A l'extérieur, elles s'emploient contre la gale, les poux, etc., encore faut-il que la partie malade ne soit pas dénudée.

100 à 110 gr. par litre d'eau pour lotions ou en pommade, 2 gr. de poudre de feuilles pour 30 gr. d'axonge.

Un long usage du Tabac en poudre affaiblit la mémoire et détruit en partie la finesse de l'odorat. La pipe pourrit les dents, infecte l'haleine, occasionne des pertes de salive très importantes, ce qui rend la digestion laborieuse. Le cancer des lèvres est à craindre quand le tuyau de la pipe est trop court et par trop échauffé.

Malgré tous ses dangers, le Tabac dans une main habile, devient un médicament héroïque. Il est employé dans la paralysie, la léthargie, l'apoplexie, l'épilepsie, l'hystérie, la manie, etc.

Le poëte Santeuil fut tué par quelques pincées de Tabac en poudre qu'on jeta dans un verre de vin qu'il devait boire. C'est au milieu d'atroces souffrances et de vomissements violents et douloureux qu'il rendit le dernier soupir.

Boerhaave employait les feuilles fraîches, appliquées sur le front et les tempes dans les douleurs névralgiques et sur les articulations atteintes de goutte ou de rhumatisme.

C'est sous Louis XIII que l'usage de priser se répandit en France.

La poudre de Tabac excita les rigueurs de Jacques Iᵉʳ, roi d'Angleterre, et les excommunications du pape Urbin VIII. Amurat IV défendit l'usage du Tabac sous peine d'avoir le nez et les lèvres coupés.

Nous ne donnerons pas les diverses formules qui s'appliquent aux maux contre lesquels on emploie le Tabac, car c'est un médicament qui s'affirme plus ou moins suivant l'état dans lequel il est employé, et qui reste toujours dangereux, dans son application, entre des mains inexpérimentées.

La décoction de Tabac avec sulfate de cuivre et potasse, teint en vert gazon.

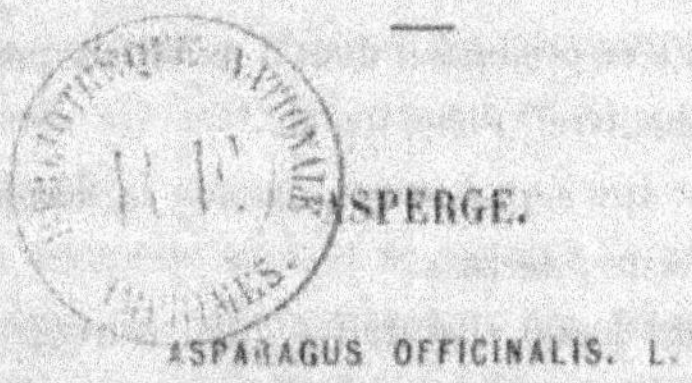

ASPERGE.

ASPARAGUS OFFICINALIS. L.

Étym. : Quelques auteurs pensent qu'ASPARAGUS vient d'*aspergendo*, parce que les feuilles semblent propres à asperger.

Syn. vulg. : Au XVIᵉ siècle, on disait : Esparge.

Plante vivace herbacée. Souche à fibres radicales, épaisses ; jeunes pousses épaisses, charnues, terminées par un bourgeon verdâtre. Tige de 7-9 décim. très rameuse. Fleurs d'un blanc jaunâtre ou verdâtre, géminées, penchées. Baies d'un beau rouge carminé.

Bois sablonneux, côteaux incultes.

Cultivée dans les jardins potagers et les vignes.

Les jeunes pousses, appelées *turions* (bourgeons souterrains), sont la partie comestible, comme chacun sait.

Les Grecs et les Romains en étaient très friands, et déjà la culture de l'ASPERGE avait fait chez eux de tels progrès qu'elle en produisait dont il ne fallait que trois pour peser une livre. (*Pline*, liv. xix.)

On ne peut dire à quel temps remonte la découverte des propriétés de l'Asperge.

Cette plante quand elle croît à l'état sauvage n'est pas employée en médecine ; on ne se sert que de celle qui est cultivée.

La racine est employée, depuis des siècles, comme diurétique et apéritive.

Les *turions* ont aussi une très grande action sur la sécrétion rénale. *Broussais* a fait leur plus grand éloge comme sédatif puissant, n'irritant pas l'estomac, ce qui n'est pas le cas de la digitale.

Le sirop de pointes d'Asperges (*turions*) a été employé avec succès dans les hypertrophies du cœur, dans la phthisie pulmonaire, dans les catarrhes bronchiques, etc.

Doivent s'abstenir de manger des Asperges, les individus affectés d'irritation des voies urinaires, de blennorrhagie, calculs, etc.

La décoction de la racine doit comporter 30 gr. par litre d'eau.

Le sirop de pointes d'Asperges s'emploie par 30 à 60 gr. en potion comme sédatif de l'action du cœur ou comme diurétique.

Les vaches, les chèvres, les moutons mangent les
Asperges sauvages, les chevaux et les cochons n'y touchent pas.

On assure qu'on peut se mettre à l'abri des piqûres
d'abeilles en se frottant avec du suc d'Asperges.

« L'Asperge, dit M. *Tollard* dans son traité des végé-
« taux, a quelque chose d'animal, car elle doit sa force
« et sa beauté à l'abondance des impuretés et des ex-
« crétions animales » Il ajoute aussi : « comme les
« plantes les plus alimentaires. »

Quoique nous ayons dit que l'Asperge sauvage n'était
pas employée en médecine, sa racine entrait dans la
composition de la bénédicte laxative, dans les pilules
arthritiques de *Nicolas de Salerne*, dans le sirop d'armoise de *Rhasis*, dans celui des cinq racines de *Mesué*,
dans le sirop de Guimauve de *Fernel*.

Les semences entrent dans la poudre lithontriptique
de *du Renou*.

Les baies donnent à la distillation, après fermentation,
un alcool très fin.

L'asparagine, principe particulier de l'Asperge, existe
aussi dans la réglisse, la racine de guimauve, et dans
les jeunes pousses de pommes de terre.

LIERRE.

HEDERA HELIX. L.

Famille des Hérédacées.

Etym. : Du Celt. HEDRA, corde.

Syn. vulg. : Lierre grimpant, Lierre à cautère, Lierre des poëtes,
Lierre d'Europe, Lierre en arbre.

Arbrisseau rampant ou grimpant et sarmenteux, dont
les tiges atteignent une longueur très variable, suivant
leurs soutiens. Feuilles toujours vertes, luisantes, co-
riacées, pétiolées, les inférieures cordées à la base à
3-5 lobes, celles des rameaux florifères entières, atté-

nuées, ovales-acuminées. Fleurs petites d'un vert jaunâtre, réunies en corymbes subglobuleux et terminaux.

Baies globuleuses, d'un noir verdâtre de la grosseur d'un pois.

Le LIERRE aime les lieux couverts, les haies, les forêts, etc.

Ses fruits ne sont en maturité qu'en janvier-avril. Les feuilles se cueillent en toute saison.

Le LIERRE a été connu dès la plus haute antiquité. Les auteurs les plus anciens, poëtes, médecins ou naturalistes, s'en sont occupés. L'Egypte le consacrait à Osiris, la Grèce à Bacchus. Dans les jours de fête tous les attributs de ce Dieu en étaient ornés et les bacchantes en étaient couronnées. Les Romains l'entrelaçaient avec la vigne sur les vases et les coupes à boire ; on en couronnait aussi les poëtes. De la tête de ses derniers, il a passé de nos jours à l'état d'enseigne de marchand de vin.

Toutes les parties du LIERRE répandent une odeur forte quand on les écrase ; ses feuilles sont amères, nauséabondes et ne sont guère employées que pour entretenir la fraîcheur et l'humidité des cautères. Les baies sont purgatives, provoquent le vomissement et sont très dangereuses dans leur emploi.

La gomme du Lierre qui coule par incision et quelquefois naturellement du tronc des gros Lierres, est employée pour calmer les douleurs qu'occasionnent les dents gâtées, en en mettant un petit morceau dans le creux de la dent ; on la nomme *Gomme Hédérée* et on lui attribue la propriété de tuer les poux, mais aussi de faire tomber les cheveux. On en fait un vernis pour la peinture.

Dans quelques campagnes on met les feuilles de Lierre dans la lessive pour enlever les taches d'encre et de fruits ; leur décoction noircit les cheveux, et, macérées dans du vinaigre, elles guérissent les cors par application.

Les baies ont été conseillées comme émétocathartiques et fébrifuges, on a dû les abandonner à cause de la violence de leur action.

Les feuilles ont été aussi employées comme excitantes éménagogues ; on en a abandonné l'usage.

L'écorce du Lierre entre dans la tisane de *Feltz*, suivant la formule de *Beaume*.

Quelques artisans se servent du bois du Lierre pour adoucir le tranchant de leurs outils.

On employait les feuilles en infusion, contre le rachitisme et l'atrophie des enfants, 4 à 12 gr. par litre d'eau.

Les merles et les grives recherchent les baies du
LIERRE, et, dans quelques contrées ses feuilles sont
données en fourrage aux chèvres, aux moutons et aux
vaches qui en sont très avides.

Le LIERRE est resté l'emblème de l'amitié.

FIN DE LA NOUVELLE BOTANIQUE MÉDICALE.

TABLE GÉNÉRALE DES PLANTES

DONT IL EST QUESTION

DANS LA NOUVELLE BOTANIQUE MÉDICALE.

Nota. — *Les Noms vulgaires des Plantes sont imprimés en minuscules.*

FIN DE LA TABLE

DE LA NOUVELLE BOTANIQUE MÉDICALE.

ERRATUM.

Par suite d'une transposition typographique, la BALLOTE (34ᵉ fascicule) est dite de la famille des Gentianées qui est celle du MÉNYANTHE (même fascicule), et ce dernier est dit de la famille des Labiées qui est celle de la BALLOTE.

Achevé d'imprimer par D. PÈRE, Imprimeur breveté
à Beauvais,
pour M. MARESCHAL,
le 8 août 1883.

Beauvais. — Imprimerie D. PÈRE, rue Saint-Jean.